Chau Yee Ng
Hsi Yen
Shih-Chi Su

Fitomedicina no cancro da pele

Chau Yee Ng
Hsi Yen
Shih-Chi Su

Fitomedicina no cancro da pele

ScienciaScripts

Imprint

Cover image: www.ingimage.com

This book is a translation from the original published under ISBN 978-620-2-31074-1.

Publisher:
Sciencia Scripts
is a trademark of
Dodo Books Indian Ocean Ltd. and OmniScriptum S.R.L publishing group

120 High Road, East Finchley, London, N2 9ED, United Kingdom
Str. Armeneasca 28/1, office 1, Chisinau MD-2012, Republic of Moldova, Europe
Printed at: see last page
ISBN: 978-620-8-34263-0

Índice

CAPÍTULO 1	**3**
CAPÍTULO 2	**6**
CAPÍTULO 3	**27**

Resumo

A pele é o maior órgão humano que nos protege de várias agressões ambientais e agentes nocivos. A acumulação destes eventos de stress pode eventualmente levar à formação de cancros da pele, incluindo cancros da pele melanoma e não-melanoma. Embora as modernas terapias direcionadas tenham melhorado a gestão dos tumores malignos cutâneos, a procura contínua de uma estratégia mais segura, acessível e eficaz de quimioprevenção e tratamento é claramente necessária para a melhoria dos cuidados com o cancro da pele. Os fitoquímicos são compostos biologicamente activos derivados de plantas e produtos à base de plantas. Estes agentes parecem ser benéficos na luta contra o cancro, uma vez que exercem efeitos anticancerígenos e estão amplamente disponíveis, são altamente tolerados e têm uma boa relação custo-eficácia. As provas acumuladas indicam que as propriedades anticancerígenas dos fitoquímicos se devem provavelmente aos seus efeitos anti-oxidantes, anti-inflamatórios, antiproliferativos e anti-angiogénicos. Nesta revisão, discutimos o potencial preventivo, os efeitos terapêuticos, a biodisponibilidade e a relação estrutura-atividade destes fitoquímicos selecionados para a gestão dos cancros da pele. Os conhecimentos aqui compilados fornecerão pistas para investigações futuras sobre a exploração de novos fitoquímicos oncostáticos e a decifração de mecanismos adicionais de combate ao cancro da pele.

Palavras-chave: Fitomedicina, cancro da pele, quimioprevenção

CAPÍTULO 1

1. Introdução

A pele é o maior órgão humano e serve de barreira protetora de primeira linha contra as agressões ambientais. As barreiras cutâneas são especialmente vulneráveis, uma vez que estão expostas a uma série de agentes nocivos, danos solares e microorganismos [1]. A acumulação destas tensões pode levar à carcinogénese cutânea, que é um processo em várias fases que envolve a iniciação, a promoção e a progressão do cancro [2,3]. A fase de iniciação ocorre após a exposição a um agente carcinogénico, como a radiação ultravioleta (UV), que causa danos no ADN celular. A radiação UV induz a carcinogénese através de danos diretos no ADN por fotões e indiretamente através da afetação do ADN, das membranas e das proteínas por stress oxidativo reativo [4]. Se os danos no ADN não forem reparados, a célula sofrerá mutações genéticas permanentes irreversíveis, dando-lhe a capacidade de crescimento autónomo [5]. Após a fase de iniciação, a fase de promoção ocorre quando estas células iniciadas são repetidamente expostas a compostos que promovem a proliferação selectiva de células clonais num tumor benigno ao longo do tempo. Foi demonstrado que a proliferação regenerativa associada a ferimentos repetidos ou radiação UV, inflamação crónica e stress oxidativo contribuem para a promoção do tumor cutâneo [6]. Finalmente, a fase de progressão ocorre quando o tumor benigno sofre mais mutações genéticas e se torna progressivamente invasivo, transformando-se numa neoplasia maligna com capacidade de metastização [2]. O crescimento exponencial do tumor durante a fase de progressão depende do recrutamento de nutrição e fornecimento de oxigénio através da angiogénese, um processo em que novos vasos sanguíneos emergem de estruturas vasculares pré-existentes [7].

A expressão "quimioprevenção" foi cunhada pela primeira vez por Michael Sporn em 1976 e refere-se agora, em termos gerais, à utilização de agentes farmacológicos ou naturais para inibir o início, a promoção e a progressão da carcinogénese [8]. Desde então, a quimioprevenção tem permanecido uma área de investigação ativa, especialmente no que diz respeito à prevenção do cancro humano. As plantas e os produtos à base de plantas têm sido utilizados ao longo da história para fins medicinais. Para além do valor nutricional derivado dos macro e micronutrientes, as plantas também contêm componentes não nutritivos denominados fitoquímicos, derivados do grego "phyto" para planta [9]. Os fitoquímicos são compostos biologicamente activos que podem ter potenciais benefícios para a saúde, especialmente na quimioprevenção do cancro. Muitos fitoquímicos têm grupos polifenóis constituídos por múltiplos grupos hidroxilo hidrofílicos que actuam como eliminadores de radicais livres e de espécies reactivas de oxigénio (ROS), protegendo assim as células dos danos oxidativos no ADN, nas proteínas e nos lípidos. Outros fitoquímicos exercem propriedades anti-inflamatórias através da inibição da atividade das citocinas ou da libertação de mediadores inflamatórios, o que, por sua vez, previne as células hospedeiras dos danos induzidos pela inflamação. Além disso, os fitoquímicos também modulam várias vias de sinalização celular e inibem a proliferação celular e a angiogénese [10,11].

Os fitoquímicos têm potencial para desempenhar um papel único no cancro da pele. Em primeiro lugar, as lesões cutâneas pré-cancerosas e cancerosas são facilmente acessíveis tanto para o indivíduo como para o médico. Este facto é vantajoso para o desenvolvimento de agentes tópicos que podem ser aplicados apenas na área suspeita de alteração maligna, com danos mínimos para a pele normal. Isto opõe-se à utilização de fitoquímicos para outros tumores de órgãos internos, que podem exigir a ingestão oral do fitoquímico, resultando num efeito sistémico. Em segundo lugar, as lesões cutâneas e o efeito do tratamento podem ser facilmente avaliados por médicos e indivíduos. A prova patológica é intrusiva para a maioria dos cancros, mas as biopsias cutâneas são relativamente pouco intrusivas. Assim, futuros ensaios que avaliem a eficácia dos fitoquímicos no cancro da pele poderão ser mais viáveis. Finalmente, a maioria dos efeitos adversos locais pode ser rapidamente notada pelos sujeitos com aplicações tópicas, o que pode reduzir o desconforto do sujeito e o potencial para efeitos secundários a longo prazo ou mais graves. Vários fitoquímicos promissores presentes numa variedade de frutos frescos, legumes, raízes e ervas, como a epigalocatequina-3-galato, o resveratrol, a curcumina, as proantocianidinas, a silimarina, a apigenina, a capsaicina, a genisteína, o indol-3-carbinol e a luteolina, têm sido considerados como capazes de melhorar a quimioprevenção e o tratamento do cancro através de múltiplos mecanismos **(Figura 1)**. Nesta revisão, discutiremos o potencial preventivo, os efeitos terapêuticos, a biodisponibilidade e a relação estrutura-atividade destes fitoquímicos selecionados para a gestão dos cancros da pele **(Quadro 1)**.

CAPÍTULO 2

2. Fitoquímicos e propriedades protectoras contra o carcinoma cutâneo

2.1 Compostos fenólicos

Os compostos fenólicos, incluindo os polifenóis, pertencem a um grupo de compostos comuns amplamente distribuídos em muitas plantas e ervas naturais. Atualmente, são conhecidas mais de 8000 estruturas fenólicas, entre as quais foram identificados mais de 4000 flavonóides [12].

2.1.1 [6]-gingerol

O [6]-gingerol (1-[4'-hidroxi-3'-metoxifenil]-5-hidroxi-3-decanona) é um fenol pungente isolado da raiz da planta de gengibre *Zingiber officinale*, uma especiaria muito utilizada. Em 1998, Park et al. demonstraram que a aplicação tópica de [6]-gingerol em ratinhos inibia significativamente a formação de papilomas cutâneos [13]. O [6]-gingerol exerce uma atividade anti-inflamatória reduzindo a atividade da ornitina descarboxilase epidérmica, inibindo a ciclo-oxigenase-2 (COX-2) e suprimindo o fator nuclear kappa-light- chain-enhancer das células B activadas (NF-κB) através da modulação da atividade da proteína quinase activada por mitogénio p38 (MAPK) [13,14]. O [6]-gingerol também apresenta uma atividade antioxidante, reduzindo os níveis de ROS intracelulares induzidos pela radiação UV, a ativação da caspase-3, -8, -9 e a expressão de Fas [15]. Outros mecanismos incluem a ativação da atividade de ligação ao ADN da AP-1 [16], bem como a modulação de p53, Bax, Bcl-2 e survivin [17]. Embora até à data não existam ensaios publicados em seres humanos, tem-se investigado a incorporação do [6]-gingerol em nanopartículas lipídicas sólidas para uso tópico, a fim de ajudar a melhorar a estabilidade química [18]. Um sistema de transporte deste tipo para o [6]-gingerol pode constituir uma opção viável e estável para futuras investigações em seres humanos.

2.1.2 Éster fenetílico do ácido cafeico (CAPE)

O éster fenetílico do ácido cafeico (CAPE) é um dos principais componentes medicinais do própolis, derivado de produtos da abelha. Há vários estudos que relatam os efeitos inibidores do CAPE em muitos tipos de cancro, tanto in vitro como *in vivo*, incluindo o cancro do cólon, o cancro do pulmão, o melanoma, o glioma, o cancro do pâncreas, o cancro gástrico, o colangiocarcinoma, o carcinoma hepatocelular e o cancro da mama [19-27]. Foi demonstrado que o CAPE apresenta propriedades anti-mitogénicas, anti-carcinogénicas, anti-inflamatórias e imunomoduladoras in vitro [28]. Além disso, o CAPE inibiu significativamente o crescimento do papiloma cutâneo do rato induzido pela exposição ao 12-O-tetradecanoilforbol-13-acetato (TPA). Notavelmente, o CAPE desregulou os níveis do fator de crescimento endotelial vascular (VEGF) e da resistência a múltiplos fármacos 1 (MDR-1), uma proteína de membrana associada à resistência das células cancerosas aos agentes quimioterapêuticos. Foi demonstrado que o CAPE também modulou o ciclo celular e a apoptose através do NF-κB [29]. Nas células leucémicas, a apoptose mediada pelo CAPE foi acompanhada por uma regulação positiva da Bax, uma regulação negativa da Bcl-2 e a ativação da caspase-3 [30]. Em doses mais baixas, o CAPE também apresentou efeitos anti-oxidantes na pele do rato [31]. Atualmente, faltam estudos clínicos em humanos sobre a viabilidade do CAPE para o cancro da pele, exceto para o crescimento do papiloma cutâneo. No entanto, o seu papel anti-apoptótico e anti-oxidativo e a inibição do fator de crescimento endotelial vascular podem funcionar como um composto potencial na prevenção do cancro da pele.

2.1.3 Capsaicina

A capsaicina (trans-8-metil-N-vanilil-6-nonenamida) é uma das especiarias mais consumidas em todo o mundo. Trata-se de um ácido fenólico que actua como o principal componente picante que confere aos pimentos vermelhos, como os jalapenos e a malagueta vermelha, o seu sabor picante. Existem resultados científicos contraditórios quanto ao facto de a capsaicina poder atuar como agente cancerígeno ou quimiopreventivo [32]. Hwang et al. mostraram que a aplicação tópica de capsaicina promoveu a carcinogénese cutânea em ratos tratados com TPA, sugerindo um efeito pró-carcinogénico através da ativação do recetor do fator de crescimento epidérmico da tirosina quinase (EGFR) e da COX-2 [33]. No entanto, Park et al. chegaram a uma conclusão oposta, constatando que a aplicação tópica de capsaicina não resultou num aumento significativo do crescimento de tumores cutâneos em ratos, em comparação com os controlos, e até inibiu moderadamente a formação de papilomas em ratos [34]. De facto, foi colocada a hipótese de as actividades quimiopreventivas da capsaicina estarem relacionadas com a indução da paragem do ciclo celular, apoptose ou inibição da proliferação de células cancerígenas através do antagonismo do NF-κB, AP-1, transdutor de sinal e ativador da transcrição (STAT3) e expressão de COX-2 [35]. Além disso, observou-se que a capsaicina induz apoptose em linhas celulares de carcinoma espinocelular cutâneo humano através da inibição da atividade mitocondrial [36]. Outro estudo mostrou que a capsaicina possuía atividade antimigratória em células de melanoma altamente metastáticas através da regulação negativa da fosfatidilinositol 3-quinase (PI3-K) e do seu alvo a jusante, Akt [37]. A capsaicina também pode ter um efeito sinérgico na indução de apoptose em linhas de células de melanoma quando combinada com HA14-1, um indutor de apoptose que é um candidato para o tratamento do melanoma metastático [38]. Prevê-se que sejam necessárias mais investigações e estudos epidemiológicos para clarificar o papel da capsaicina na carcinogénese cutânea.

Embora nenhum estudo tenha avaliado a utilização da capsaicina tópica no cancro da pele, podemos tirar partido da experiência da capsaicina tópica noutras áreas. A capsaicina tópica já foi utilizada em múltiplos ensaios duplamente cegos controlados por placebo para o tratamento da dor crónica músculo-esquelética ou neuropática [39]. Uma revisão sistemática concluiu que um em cada três doentes que utilizaram capsaicina teve efeitos adversos locais, como ardor, eritema ou picadas, o que foi significativamente mais elevado do que em comparação com o placebo [39]. Esta pode ser uma desvantagem importante para a potencial utilização da capsaicina tópica como agente quimiopreventivo do cancro da pele. Assim, o desenvolvimento de um sistema de administração ou de uma formulação de capsaicina com outros ingredientes que possa reduzir a incidência de efeitos adversos locais será um passo importante.

2.1.4 Curcumina

A curcumina (diferuloilmetano) é um polifenol fitoquímico derivado do rizoma da especiaria dourada *curcuma* (*Curcuma longa*). Numerosos estudos revelaram propriedades anti-inflamatórias e anti-oxidativas significativas da curcumina em várias doenças inflamatórias, incluindo psoríase, colite ulcerosa, doença de Crohn, aterosclerose, etc. [40]. A curcumina também demonstrou propriedades preventivas do cancro através da modulação da COX-2, NF-κB, 5-lipoxigenase (5-LOX), STAT3, proteína C-reactiva (CRP), prostaglandina E2 (PGE2), antigénio específico da próstata, moléculas de adesão, fosforilase quinase, fator de crescimento transformador-β (TGF- β) e várias citocinas pró-inflamatórias e apoptóticas [40]. A primeira indicação das actividades anticancerígenas da curcumina em humanos foi proposta em 1987 por Kuttan et al [41]. Descobriram que a curcumina tópica pode promover um alívio sintomático notável e reduzir o tamanho da lesão externa do cancro em 62 doentes. Posteriormente, a curcumina foi estudada em vários tipos de cancro, quer como monoterapia quer em combinação com outros agentes. Foi demonstrado que a curcumina apresenta propriedades protectoras contra o carcinoma de células escamosas da cabeça e pescoço, o cancro do pulmão, o cancro do pâncreas, o cancro colorrectal, o cancro da próstata e o mieloma múltiplo [40]. Dahmke et al. relataram as propriedades oncostáticas da curcumina num modelo de rato portador de melanoma (rato C57BL/6) utilizando células B78H1 através do aumento da expressão do nível de miRNA-205-5p, que desempenha um papel significativo na regulação da proliferação celular e da apoptose [42]. O efeito antiproliferativo da curcumina contra a linha celular de cancro da pele SRB12-p9 foi demonstrado no modelo de pele de rato. A curcumina administrada por gavagem oral em ratinhos imunodeficientes inibiu significativamente o crescimento do CEC da pele e reduziu a regulação do pS6, um biomarcador a jusante bem estabelecido das vias MTOR e MEK/ERK. A inibição completa da proliferação de células SRB12-p9 após tratamento com curcumina a uma dose de 20 μM ou superior sugeriu um efeito anticarcinogénico potente da curcumina no cancro da pele. A administração tópica e oral na dieta parece exercer uma eficácia semelhante no modelo de pele de ratinho. A segurança e a tolerabilidade da curcumina também estão bem estabelecidas por ensaios clínicos anteriores, o que a torna um candidato potencial para a fitomedicina preventiva do cancro da pele [43].

2.1.5 Eugenol

O eugenol (4-alil-2-metoxifenol) é um componente fenólico do cravinho que se encontra na dieta humana de especiarias aromáticas como a noz-moscada, a canela, as folhas de louro e o manjericão. Tanto a aplicação tópica de eugenol como a administração oral de uma infusão aquosa de cravinho a ratos com cancro da pele atrasaram e reduziram a incidência da formação de papilomas [44]. O eugenol exibe atividade anti-oxidante, anti-proliferativa e anti-inflamatória através de uma variedade de mecanismos. A propriedade anti-oxidante do eugenol pode ser devida à sua rápida atividade de eliminação, inibindo a formação de superóxido e a peroxidação lipídica [44]. A aplicação tópica de eugenol pode reduzir a inflamação através da inibição da expressão de COX-2 e da óxido nítrico sintase induzível (iNOS), diminuindo os níveis de citocinas pró-inflamatórias (IL-6, TNF-α e PGE2) e modulando a expressão de NK-κB [45]. Além disso, o eugenol pode regular negativamente os oncogenes, c-Myc e H-ras, modificar a expressão de p53 e induzir a apoptose diminuindo a atividade de transcrição de E2F1 [46,47].

Recentemente, o eugenol foi preparado como uma nanoemulsão para utilização anti-inflamatória tópica na pele de murinos, com uma formulação de eugenol a 2% a demonstrar uma melhor atividade anti-inflamatória em comparação com o piroxicam tópico após 1,5 horas num estudo [48]. No entanto, o estudo observou que quando o piroxicam foi introduzido na nanoemulsão de eugenol, os efeitos anti-inflamatórios do eugenol tornaram-se não significativos, possivelmente através da diminuição da sua estabilidade e do aumento do tamanho das suas partículas. São necessários futuros estudos de permeação cutânea *in vivo* para testar esta hipótese, uma vez que os fármacos anti-inflamatórios não esteróides tópicos são amplamente utilizados, sendo importante esclarecer o seu potencial para anular o efeito do eugenol tópico.

2.2 Ácido cafeico

O ácido cafeico (ácido 3,4-dihidroxicinâmico, CA) é um dos compostos polifenólicos mais abundantes que se encontram principalmente no café e em muitas ervas, frutos e legumes. Os compostos bioactivos do AC demonstraram possuir propriedades anticancerígenas, antioxidantes e anti-inflamatórias [49-51]. Estudos recentes revelaram que a AC inibiu a metástase tumoral no cancro do cólon [52] e a angiogénese no carcinoma de células renais [53]. Yang et al. relataram que a CA inibiu significativamente a formação de colónias e a transformação neoplásica induzida por EGF de células malignas de queratinócitos humanos [54]. A CA atenuou a capacidade migratória das células estaminais cancerígenas através de um aumento da fosforilação p38 e da desativação da via de sinalização NF-KB/snail. Com efeito, a p38 diminuiu a atividade de ligação do NF-KB ao promotor do gene snail, o que resultou na inativação transcricional do snail. Além disso, foi observada uma diminuição da transição epitelial-mesenquimal nos queratinócitos humanos malignos tratados com CA. A transição epitelial-mesenquimal é um processo através do qual as células epiteliais perdem a sua polaridade celular e a adesão célula-célula e adquirem propriedades migratórias e invasivas. O nível de E-caderina foi aumentado, enquanto os níveis de N-caderina e vimentina foram atenuados em queratinócitos humanos malignos tratados com CA. Estes resultados significam que o CA exerce um efeito protetor na migração e invasão do cancro da pele [48,54].

Foi demonstrado que a aplicação tópica de CA na pele dorsal do modelo de ratinho carcinogénico induzido por UV suprime a incidência e o tamanho do tumor [48]. A via MAPK engloba diferentes cascatas de sinalização, das quais a via Ras-Raf-MEK-cinase regulada por sinal extracelular (ERK) 1/2 é uma das mais frequentemente desreguladas no cancro humano. Esta via de sinalização medeia múltiplas funções celulares, incluindo a proliferação celular, o crescimento e a senescência [55]. Foi documentado que a CA inibiu diretamente as actividades ERK1/2 in vitro e exerceu actividades quimiopreventivas contra a carcinogénese cutânea induzida pelos raios UV [48]. Para além da MAPK, também foi detectada uma regulação positiva da expressão da COX-2 e da quinase Fyn na carcinogénese cutânea induzida por UVB. Foi demonstrado que a CA suprimiu eficazmente a expressão de COX-2 induzida por UVB através da interferência com a atividade de AP-1 e NF-kB, que subsequentemente inibiu a produção de prostaglandina E2, bem como bloqueou a atividade de Fyn quinase num modelo de rato de carcinogénese cutânea [56].

Curiosamente, Chao et al. revelaram que a CA podia fornecer proteção anti-inflamatória através da regulação negativa do ARNm e da expressão proteica de TNF-α, IL-6 e IL-1β no tecido cardíaco de ratinhos diabéticos [57]. Khan et al. observaram que a CA atenuou a progressão tumoral induzida por TPA através da inibição do stress oxidativo e da produção de citocinas pró-inflamatórias [58]. Além disso, o estudo de Song et al. indicou que a CA tinha efeitos anti-inflamatórios ao reduzir a atividade da mieloperoxidase (MPO) e da fosfolipase A2 em ratos com incisão cutânea [59]. Do mesmo modo, o tratamento tópico com CA inibiu o edema cutâneo induzido por TPA de uma forma dependente da dose, levando a reduções substanciais da espessura da pele e do peso do tecido, da atividade da MPO mediada por neutrófilos e de vários indicadores histopatológicos [58]. A CA também reduziu significativamente os níveis de ARNm e de proteínas de TNF-α, IL-6 e IL-1β no local de aplicação, bem como nos queratinócitos humanos in vitro [58]. Além disso, a CA foi eficaz na redução dos danos inflamatórios induzidos pela exposição crónica ao TPA. Estes resultados demonstram que a CA tem actividades anti-inflamatórias em modelos de dermatite de contacto aguda e crónica através do bloqueio da produção de citocinas inflamatórias e da atividade da MPO mediada por neutrófilos, e que pode visar mediadores inflamatórios especificamente nos queratinócitos. Coletivamente, todos estes resultados defendem a necessidade de desenvolver e testar a AC para a sua potencial utilização em clínicas para doentes com cancro da pele.

2.3 Flavonoide

Os flavonóides, presentes numa vasta gama de plantas, frutos e ervas, são um grupo de compostos naturais com estruturas fenólicas variáveis. Atribuídos principalmente às suas propriedades anti-oxidantes, anti-inflamatórias e anti-carcinogénicas, estes fitoquímicos são bem conhecidos pelos seus efeitos benéficos contra várias doenças, incluindo o cancro da pele [60].

2.3.1 Epigalocatequina-3-galato

A epigalocatequina-3-galato (EGCG) é um composto polifenólico encontrado no chá verde. É o componente quimiopreventivo principal e mais estudado dos fenóis do chá verde (GTP), conhecido pelas suas propriedades anti-oxidantes, anti-inflamatórias e anti-proliferativas [61]. Katiyar et al. realizaram uma extensa investigação sobre o GTP e, em 1992, descobriram pela primeira vez que as propriedades anti-inflamatórias do GTP podem estar associadas à inibição da atividade da COX e da lipoxigenase, reduzindo a carga tumoral da pele com a diminuição do edema epidérmico e da hiperplasia [62]. Mais tarde, demonstraram o efeito anti-oxidante da EGCG na pele humana através da aplicação tópica de EGCG na pele humana, o que reduziu a produção de peróxido de hidrogénio e óxido nítrico induzida pela radiação UV, tanto na epiderme como na derme [63]. Essa redução pode estar relacionada com a inibição das vias de sinalização MAPK [64]. Outras acções anti-proliferativas propostas incluem a modulação das vias NF-κB [65,66], a inibição da ativação da proteína activadora induzida pelo promotor tumoral (AP-1) [67], a inibição da angiogénese e o recrutamento de células T citotóxicas [68].

No que respeita às células de melanoma, Nihal et al. demonstraram que a EGCG sensibiliza as células de melanoma para a inibição do crescimento induzida pelo interferão, diminuindo a proliferação celular e induzindo a apoptose [69]. Curiosamente, descobriram que a combinação de EGCG com interferão era mais eficaz do que qualquer um dos agentes isoladamente, sugerindo um papel sinérgico do EGCG na supressão do tumor. Os possíveis mecanismos incluem a regulação negativa do inflamassoma, que diminuiu a secreção de interleucina (IL)-1β e reduziu a atividade do NF-κB, levando à diminuição do crescimento tumoral [70]. Recentemente, verificou-se também que a EGCG inibe a invasão e a migração das células do melanoma, atenuando a atividade do fator de necrose tumoral (TNF) associado ao recetor 6 (TRAF6) [71].

O EGCG é um dos fitoquímicos mais bem estudados para a quimioprevenção do cancro da pele, com alguns pequenos ensaios em humanos. A questão da administração oral versus tópica continua a ser uma questão importante. Um estudo inicial observou que a administração de constituintes do chá verde por via oral ou por injeção a ratinhos resultou na inibição ou mesmo na regressão de papilomas cutâneos induzidos por UV [72]. No entanto, outro estudo demonstrou que a redução do tumor em ratos só foi observada com a aplicação tópica de EGCG purificado, mas não com a administração oral de EGCG [73]. Esta discrepância entre a administração tópica e oral de EGCG pode ser explicada pela distribuição insuficiente de EGCG na pele após a ingestão oral. Isto pode explicar por que razão as actividades protectoras do GTP contra o eritema induzido pela radiação UV em voluntários humanos foram observadas num estudo anterior que utilizou polifenóis tópicos do chá verde

[74], mas um recente ensaio clínico aleatório simples-cego com 50 voluntários mostrou que os adultos saudáveis que tomaram suplementos orais de extrato de chá verde com vitamina C não reduziram significativamente o eritema cutâneo ou a infiltração de leucócitos em comparação com o grupo placebo [75]. Noutro ensaio clínico aleatório de fase II, em dupla ocultação, que incluiu 51 participantes com uma doença cutânea pré-cancerosa, a queratose actínica, a EGCG foi aplicada topicamente num antebraço com queratose actínica, enquanto a pomada placebo foi utilizada no antebraço contralateral durante 12 semanas. No entanto, não foi observada nenhuma diferença significativa entre os dois grupos no final do estudo [76]. Assim, os autores levantaram a hipótese de que a EGCG tópica pode não ter sido ativa na formulação, possivelmente devido a uma fraca biodisponibilidade. Estes resultados sugerem que a aplicação tópica de EGCG pode ser mais eficaz do que a administração oral para a quimioprevenção do cancro da pele, mas a formulação ideal para a EGCG tópica requer mais investigação. Por último, outra área para estudos futuros é o papel potencial do EGCG como tratamento sinérgico para a gestão do cancro da pele.

2.3.2 Genisteína

A genisteína (4',5,7-tri-hidroxiisoflavona) é um composto de isoflavona derivado da soja [77]. As dietas enriquecidas em soja são há muito utilizadas como suplementos alimentares para a osteoporose, as doenças cardiovasculares e os cancros [78]. A genisteína é o composto fitoestrogénico mais abundante na soja e possui potentes efeitos anti-oxidantes, anti-inflamatórios e anti-proliferativos [79-81]. As propriedades quimiopreventivas da genisteína em relação ao cancro foram demonstradas em várias doenças malignas, incluindo o cancro da mama, o neuroblastoma e os cancros da pele, incluindo o melanoma e os cancros da pele não melanoma [11,82]. Foi demonstrado que a genisteína exerce propriedades anti-angiogénicas, reduz a proliferação tumoral e as metástases, induz paragens do ciclo celular [83] e promove a apoptose celular [84]. A administração de genisteína reduziu as queimaduras solares induzidas pelos raios UV nos seres humanos, protegendo assim tanto do fotoenvelhecimento como do cancro da pele induzido pelos raios UV [85]. O pré-tratamento de animais com genisteína antes da exposição aos raios UVB inibiu os danos oxidativos induzidos pelos raios UVB na epiderme de ratos sem pelo através da peroxidação lipídica por hidrogénio peroxidase (H_2O_2) e malondialdeído (MDA) [85]. As propriedades fotoprotectoras da genisteína também foram demonstradas em pele humana reconstituída, uma vez que a genisteína inibiu a formação de dímeros de pirimidina induzida por UVB de uma forma dependente da dose [86]. Além disso, a genisteína demonstrou ter efeitos benéficos contra as células do melanoma, interferindo com os ciclos celulares e inibindo o crescimento do tumor e as metástases num modelo de xenoenxerto [87,88]. A inibição da progressão do ciclo celular do melanoma pela genisteína foi atribuída ao ter como alvo a p53, a p21 e uma quinase de ponto de controlo,

Chk2 [89-91]. Para além da regulação do ciclo celular, a geneisteína também demonstrou promover a diferenciação das células do melanoma através da estabilização da quebra da cadeia de ADN ligada à proteína e inibir a angiogénese [92-94]. Embora existam muitas provas que apoiam a utilização da genisteína para a quimioprevenção do melanoma e do cancro da pele não melanoma na pele humana reconstituída e em estudos celulares. São necessários mais ensaios clínicos para confirmar a via de administração, a dosagem e ensaios de controlo aleatórios adequados para confirmar a eficácia da Genisteína na prevenção do cancro da pele.

2.3.3 Luteolina

A luteolina é um composto flavanóide que se encontra numa grande variedade de fontes alimentares, como a cenoura, o pimento, o aipo e a azeitona. A luteolina é conhecida pelas suas actividades anti-oxidantes, anti-inflamatórias e anti-tumorais e é capaz de inibir a angiogénese, promover a apoptose e sensibilizar as células para terapias anti-cancerígenas numa variedade de doenças malignas [95]. Numerosos estudos descobriram que a luteolina induziu a melanogénese e reduziu o potencial invasivo das células de melanoma através da regulação da via de sinalização da integrina β3 / quinase de adesão focal (FAK) [96,97]. Além disso, foi demonstrado que a luteolina promove a apoptose e inibe o crescimento celular em células de melanoma através da regulação positiva de Bax, da regulação negativa de Bcl-3 e da atenuação da sinalização ERK1/2 [98,99]. Embora este componente pareça promissor na prevenção de tumores nos estudos anteriores, os estudos *in vivo* e em humanos sobre a eficácia e a biodisponibilidade do medicamento são ainda limitados.

2.3.4 Silimarina e silibinina

A silibinina, também conhecida como cardo mariano, é um composto isolado das sementes de Silybum marianum (L.) Gaertn (Família Asteraceae). A silibinina é o componente principal e ativo do complexo silimarina, que consiste em flavonóides e flavonolignanos. A utilização da silibinina tem sido limitada pela sua fraca biodisponibilidade, pelo que foram envidados vários esforços, nomeadamente através de nanosuspensões, para modificar a formulação com vista a uma melhor absorção [100]. A silimarina tem sido amplamente utilizada pelos seus efeitos hepatoprotectores desde a antiguidade, e outros efeitos benéficos para a saúde estão a ser reconhecidos nos últimos anos [101]. A maioria destes efeitos tem sido atribuída à capacidade anti-oxidante direta e/ou indireta da silimarina, como por exemplo, a eliminação de ROS, a eliminação de radicais cetil fenilglioxílicos e a quebra de cadeias de antioxidantes [102].

Foram realizados vários estudos clínicos para estudar a propriedade quimiopreventiva da silimarina em vários tipos de cancro, incluindo o cancro da pele [101]. Agarwal et al. relataram pela primeira vez a atividade preventiva do cancro da silimarina através da inibição da promoção do tumor induzido por TPA na pele do rato. Esta inibição mediada pela silimarina foi atribuída à sua capacidade de atenuar a atividade e a expressão da ornitina descarboxilase epidérmica [103]. Outro estudo demonstrou que a silibinina tinha como alvo a via da quinase dependente da ciclina, que exerce fortes efeitos anticancerígenos através da indução da paragem do ciclo celular [104]. Além disso, a neo-angiogénese é um constituinte importante do microambiente tumoral, através do qual são fornecidos nutrientes e oxigénio para o crescimento das células tumorais e metástases à distância. Foi demonstrado que a silibinina antagoniza a angiogénese através da ação sobre os receptores VEGF e a iNOS [105,106]. Além disso, através das vias intrínseca e extrínseca, a silibinina também promove a apoptose tumoral [107,108].

Katiyar et al demonstraram efeitos protectores da silimarina contra a progressão do tumor cutâneo induzido pela radiação UVB num modelo de fotocarcinogénese em ratos [109,110]. Em experiências de curto prazo, a aplicação de silimarina resultou na inibição de queimaduras solares induzidas por UVB, formação de células apoptóticas, edema cutâneo, depleção da atividade da catalase e indução de expressões de ornitina descarboxilase (ODC) e COX. Também foram observados efeitos protectores semelhantes na utilização de silibinina, uma vez que os primeiros biomarcadores de danos causados pelos raios UVB, como as células positivas para o dímero de timidina, o antigénio nuclear das células em proliferação e as células apoptóticas das queimaduras solares, foram reduzidos após o tratamento com silibinina [111]. A eficácia da silibinina na sinalização mitogénica mediada por MAPK foi amplamente descrita em estudos anteriores [112-114]. A sinalização MAPK é importante para a migração e invasão das células cancerosas [115]. A administração tópica e dietética de silibinina inibiu a ativação da MAPK (ERK1/2, JNK e p38) e da Akt induzida pela exposição aguda ou crónica aos raios UVB na pele do rato SKH-1 [113]. Vaid et al. também demonstraram que a silimarina reduziu a acumulação nuclear de β-catenina em células de melanoma humano e inibiu a migração de células de melanoma de uma forma dependente da concentração [116,117]. Em conjunto, os presentes resultados sugerem que a silimarina/silibinina poderia atuar como um potente agente quimiopreventivo contra o cancro da pele e a fotocarcinogénese. Justificam-se futuros ensaios clínicos controlados da silimarina na quimioprevenção do cancro da pele, centrados na toxicidade e na biodisponibilidade oral deste composto em seres humanos.

2.4 Resveratrol

O resveratrol (3,5,4'-tri-hidroxi-trans-estilbeno) é um polifenol estilbeno. Encontra-se habitualmente na dieta humana nas uvas, nos amendoins, nas amoras e no vinho tinto. Foi demonstrado que a aplicação tópica de resveratrol inibe o início, a promoção e a progressão de tumores cutâneos em modelos murinos [118,119]. Os mecanismos propostos para o seu efeito anticancerígeno incluem a anti-oxidação, a anti-inflamação e a anti-proliferação. O resveratrol é bem conhecido pelas suas propriedades anti-oxidantes [120], actuando como um potente eliminador de radicais peroxil e superóxido [121] e reduzindo significativamente os radicais livres ROS em células de fibroblastos da pele humana in vitro [122]. Para além dos seus efeitos anti-oxidantes, o resveratrol também antagoniza a inflamação através da inibição da atividade da COX-1 in vitro [118] e da COX-2 na pele do rato [123], principalmente através da inibição do NF-κB e da supressão da ERK e da p38 MAPK [120,124,125]. O efeito anti-proliferativo do resveratrol é multifatorial e complicado. Um estudo sugeriu que a prevenção dos danos cutâneos mediados por UV é secundária à modulação das proteínas reguladoras do ciclo celular pelo resveratrol através da inibição da via MAPK [126]. Outros mecanismos propostos incluem a inibição da survivina (proteína anti-apoptótica) e a desregulação da aquaporina 3 (AQP3), uma proteína de canal de água normalmente sobre-expressa em doenças epidérmicas hiperplásicas, através da inibição da fosforilação da ERK [127,128].

O resveratrol pode também ter potencial clínico não só como fitoquímico sinérgico mas também como tratamento adjuvante do melanoma. O resveratrol tem um efeito sinérgico com outros fitoquímicos na supressão da tumorigénese e na redução da hiperplasia epidérmica murina através da diminuição da expressão de Bcl2, da diminuição de p21 e da diminuição da expressão de COX-2 [129]. Também foi demonstrado que o resveratrol pode servir como adjuvante da quimioterapia no tratamento de melanomas com doença metastática à distância num estudo em que o resveratrol diminuiu significativamente a viabilidade das células do melanoma e aumentou a citotoxicidade da temozolomida nas células malignas [130]. O resveratrol pode também inibir a atividade do fator redox-1 (Ref-1), tornando as células do melanoma mais sensíveis ao medicamento quimioterapêutico alquilante dacarbazina [131]. Além disso, a expressão atenuada da proteína anti-apoptótica e proto-oncogénica Akt/PKB em células de melanoma altamente invasivas pode ser outro mecanismo através do qual o resveratrol exerce um efeito quimiopreventivo no melanoma [132].

De notar que se observou que o resveratrol oral tem uma biodisponibilidade fraca *in vivo* devido à rápida depuração pelo metabolismo intestinal e hepático, resultando em concentrações sistémicas reduzidas no corpo humano [120]. Isto pode restringir o seu acesso à pele e ao tumor, explicando talvez a sua incapacidade de inibir o crescimento do tumor quando administrado oralmente a ratinhos com tumores de melanoma implantados [125]. Por conseguinte, a aplicação tópica de resveratrol pode ser uma abordagem quimiopreventiva mais viável. Atualmente, a aplicação tópica de um creme contendo resveratrol foi testada e demonstrou uma melhoria significativa da hidratação, luminosidade e elasticidade da pele sem qualquer efeito secundário em adultos saudáveis [133]. Outro estudo, em que o resveratrol tópico em combinação com baicalina e vitamina E foi utilizado em 55 pacientes, mostrou uma melhoria da pele fotodanificada ao longo de 12 semanas [134]. No entanto, estes estudos clínicos são limitados pela pequena dimensão da amostra e pela investigação de pele não cancerosa. Embora a eficácia e a segurança do resveratrol tópico na prevenção do cancro da pele em humanos exijam ensaios em maior escala, estes resultados iniciais encorajadores sugerem um potencial estimulante.

2.5 Ácido ursólico

O ácido ursólico é um composto terpenóide encontrado em ervas como o alecrim, o tomilho e o manjericão e demonstrou possuir actividades anti-proliferativas, anti-inflamatórias e anti-oxidantes. Em 1986, Tokuda et al. relataram pela primeira vez que o ácido ursólico tópico inibia a promoção de tumores num modelo de pele de rato [135]. Também foram observados resultados semelhantes quando o alecrim e o seu constituinte, o ácido ursólico, foram aplicados topicamente em ratos portadores de tumores cutâneos, com uma redução do número de tumores [136].

Os potenciais mecanismos anti-proliferativos incluem a modulação do ciclo celular, com o ácido ursólico a modificar o ciclo celular da fase G1 e a alterar a expressão de p21WAF1, um regulador do ciclo celular [137,138]. Outro estudo demonstrou que o ácido ursólico inibiu a IκBα quinase e a fosforilação de p65, resultando na supressão do NF-κB [139]. Esta inibição do NF-κB mediada pelo ácido ursólico foi correlacionada com a redução da atividade pró-inflamatória da COX-2, da ciclina D1 e da metaloproteinase 9 da matriz. Além disso, o ácido ursólico pode induzir a apoptose nas linhas celulares do melanoma através da ativação da caspase-3 pela via intrínseca mitocondrial, da regulação positiva da p53 e da caspase-3 e da regulação negativa da Bcl-2 [140,141]. Para além de regular o ciclo celular e induzir a apoptose, o ácido ursólico também demonstrou ter efeitos anti-oxidantes fotoprotectores em linfócitos humanos que foram irradiados com UVB, uma vez que o pré-tratamento com ácido ursólico resultou em níveis mais baixos de hidroperóxidos lipídicos e níveis anti-oxidantes melhorados [142].

Embora não existam ensaios sobre o ácido ursólico no domínio do cancro da pele em humanos, este foi utilizado como uma formulação encapsulada em lipossomas que foi aplicada a três indivíduos saudáveis, resultando num aumento do teor de ceramida da pele humana [143]. No entanto, o tamanho da amostra era pequeno e investigou pele não cancerosa. São necessários estudos humanos em maior escala com indivíduos com cancro da pele.

2.6 Sulfuretos de alilo

Os sulfuretos de alilo, incluindo o sulfureto de dialilo (DAS), o dissulfureto de dialilo (DADS) e o trissulfureto de dialilo (DATS), são os principais compostos organossulfurados presentes no alho de grande consumo. As provas actuais associam as propriedades anti-oxidantes, anti-inflamatórias e anti-proliferativas destes sulfuretos de alilo aos seus efeitos quimiopreventivos no cancro da pele. Um dos primeiros estudos sobre o efeito dos derivados do alho foi efectuado por Belman, que descobriu que a aplicação tópica de óleo de alho podia reduzir a produção e a incidência de tumores cutâneos de uma forma dependente da dose na pele de ratos [144]. Estudos posteriores também confirmaram o efeito quimiopreventivo dos sulfuretos de alilo tópicos, DAS e DADS, na supressão de tumores cutâneos em modelos murinos [145-147].

Foram propostos vários mecanismos para o efeito quimiopreventivo dos sulfuretos de alilo. Verificou-se que o DAS tópico modula a expressão de p53 em ratinhos com tumores cutâneos [148]. O DAS pode reduzir eficazmente o número de tumores e também prolongar o tempo de indução do tumor através da indução de apoptose em tumores cutâneos de ratinho [149]. Foi relatado que o pré-tratamento com DAS tópico oferece uma proteção significativa contra quebras de cadeia de ADN induzidas por carcinogéneos na pele de ratos [150]. Além disso, o DAS pode exercer os seus efeitos quimiopreventivos através da modulação de múltiplas vias de sinalização, tais como a regulação negativa do ARNm H-ras através da inibição da expressão oncogénica de p21 [151], a regulação positiva de p53 e de uma proteína anti-apoptótica, bax, a redução da expressão de survivin e Bcl-2 , e a modulação da expressão de PI3K/Akt e MAPKs [152]. Mais recentemente, o DAS também demonstrou ser benéfico contra a formação de tumores cutâneos induzidos por UVB em ratos, através da modulação de vias que envolvem NF-κB, COX-2, PGE2, óxido nítrico e p53 [153].

À semelhança do DAS, um estudo recente indicou que a aplicação tópica de DADS atenuava, de forma dependente da dose, a incidência e a multiplicidade de tumores cutâneos em modelos de ratinhos de carcinogénese cutânea [154]. Shan et al. revelaram que o DADS regulava positivamente muitas enzimas anti-oxidantes, incluindo a catalase, a superóxido dismutase e a glutationa peroxidase. Este estudo também indicou a capacidade do DADS para aumentar o fator de transcrição nuclear funcional, o fator 2 relacionado com o NF-E2 (Nrf2) na epiderme através da regulação positiva do nível da proteína p21, permitindo que o Nrf2 desempenhe o seu papel vital na manutenção da homeostase redox celular.

Também se demonstrou que a DATS reduz significativamente a incidência e a multiplicidade do papiloma cutâneo, através da supressão da expressão da COX-2 pela modulação da sinalização JNK ou Akt, que atenua a ligação ao ADN da AP-1 [155]. As células de melanoma sofreram apoptose induzida pela DATS através da regulação negativa da expressão de Bcl-2 e Bcl-xl [156]. Foram observados resultados semelhantes em células de carcinoma basocelular humano, em que a DATS desencadeou a apoptose através do aumento da expressão de p53 e Bax e da redução da expressão de Bcl-2 e Bcl-xl, sugerindo um papel do stress do retículo endoplasmático induzido pela DATS na morte das células cancerosas [157]. Esse envolvimento do retículo endoplasmático na apoptose foi concordante com a descoberta de outro estudo de que a DAT sensibilizou as células de melanoma humano para a apoptose [158]. Recentemente, demonstrou-se que a DATS inibe a migração e a invasão das células do melanoma humano, reduzindo a expressão da metaloproteinase-2 da matriz (MMP-2) e da MMP-9, bem como inibindo a adesão através da perturbação das vias de sinalização da integrina [159].

No que diz respeito às comparações dos diferentes sulfuretos de alilo, um estudo mostrou que o DATS exerce uma inibição mais forte da expressão da COX-2 do que o DADS ou o DAS em células renais de células embrionárias humanas [160]. Além disso, o DATS mostrou uma melhor inibição do crescimento de linhas celulares de melanoma humano e de carcinoma basocelular do que o DADS e o DAS.

DAS [161]. O estudo também descobriu que os sulfuretos de alilo inibiam o crescimento das células cancerígenas através da paragem G2/M e da apoptose, acompanhada pela ativação da via p53 em resposta ao stress oxidativo [161]. Assim, a DATS pode ser um fitoquímico quimiopreventivo mais eficaz. No entanto, não foram efectuados ensaios em seres humanos e a farmacocinética e a biodisponibilidade de todos os sulfuretos de alilo requerem uma investigação mais aprofundada.

2.6.1 Indole-3-carbinol

O indole-3 carbinol (I3C) é um metabolito ativo do glucosinolato glucobrassicina que se encontra em concentrações elevadas nos produtos hortícolas da família Cruciferae, incluindo brócolos, couve-flor e couves-de-bruxelas [162,163]. As propriedades quimiopreventivas do I3C contra o cancro foram previamente demonstradas em várias doenças malignas, incluindo o cancro do trato gastrointestinal, do pulmão, da mama, do fígado, do colo do útero e da próstata [164]. Foi demonstrado que o I3C promoveu a apoptose em células de melanoma sensibilizadas por UVB através da inibição da expressão de Bcl-2 e da regulação negativa do fator de transcrição associado à microftalmia (MITF) [165,166]. Além disso, o I3C inibiu a proliferação de células de melanoma humano através da regulação da degradação da fosfatase e do homólogo da tensina (PTEN) [167]. Foi demonstrado que a administração dietética de I3C aumenta a sensibilidade à quimioterapia em modelos de ratos [168]. Até à data, o estudo do I3C tem-se limitado apenas ao nível celular e ao modelo de ratinho. Estes resultados preliminares encorajadores precisam de ser mais investigados em modelos de pele humana e em ensaios clínicos para provar a sua eficácia.

CAPÍTULO 3

3. Conclusão

Em conclusão, cada vez mais provas indicam que os fitoquímicos são importantes para a prevenção e intervenção no cancro. Os fitoquímicos podem não ser tão eficazes como os agentes quimioterapêuticos ou farmacêuticos convencionais, mas o seu potencial na prevenção do cancro é evidente. A utilização de fitoquímicos na prevenção e intervenção no cancro da pele parece ser muito atraente, uma vez que estes agentes estão amplamente disponíveis, são rentáveis e altamente tolerados. A utilização de fitoquímicos para o cancro da pele está numa posição vantajosa para provar a eficácia do composto fitoquímico, uma vez que o órgão é acessível com observação direta e tratamento tópico facilmente acessível. A literatura atual demonstrou os efeitos anticancerígenos dos fitoquímicos através da regulação de múltiplas vias de sinalização diferentes, que têm estado fortemente envolvidas em acções de proteção versáteis, incluindo anti-oxidação, anti-metástase, anti-inflamação, anti-angiogénese e modificação epigenética/células estaminais cancerígenas. Estes ingredientes naturais também podem potencialmente proteger e reverter os efeitos nocivos derivados da radiação solar UV e de outros carcinogéneos ambientais quando combinados com a utilização de protetor solar, servindo como uma estratégia razoável para a prevenção do cancro da pele. Para servir de barreira exterior contra as agressões ambientais, a pele normal precisa de proliferar e diferenciar-se continuamente a um ritmo relativamente elevado. O efeito antiproliferativo dos fitoquímicos deve visar especificamente as células tumorais altamente proliferativas para minimizar potenciais reacções adversas na pele e, por conseguinte, a via de aplicação tópica pode ser uma via de administração ideal. Até à data, embora a acumulação de provas in vitro e epidemiológicas apoie a eficácia quimioprotectora dos fitoquímicos no cancro da pele, são ainda necessários estudos controlados com avaliadores cegos para avaliar melhor as suas propriedades protectoras, farmacocinética e biodisponibilidade no corpo humano. No que respeita à formulação tópica, as questões relativas à formulação para melhorar a penetração cutânea, à estabilidade da formulação composta, à concentração do fármaco e à duração do tratamento merecem uma investigação mais aprofundada para permitir a transposição dos estudos in vitro e em murinos para o tratamento clínico humano útil. Além disso, os estudos centrados na libertação controlada do fármaco através de um sistema de administração tópica ou oral e a interação dos fitoquímicos com as terapias convencionais contra o cancro da pele no complicado processo de cancerização precisam de ser mais investigados.

Agradecimentos

Este trabalho foi apoiado por uma bolsa de investigação do Ministério da Ciência e Tecnologia de Taiwan (MOST 105-2634-F-182A-001 para SC Su).

Contribuições dos autores: CY Ng e H Yen contribuíram igualmente para a conceção e redação do manuscrito. Especificamente, o esboço inicial, a revisão da literatura e a redação do manuscrito para cada fitoquímico foram divididos entre CY Ng e H Yen.CY Ng foi responsável pelos seguintes fitoquímicos: curcumina, indol-3-carbinol, ácido cafeico, silimarina e silibinina, genisteína, luteolina e éster fenetílico do ácido cafeico e Figura 1.Do mesmo modo, H Yen foi responsável pelo epigalocatequina-3-galato, [6]-gingerol, eugenol, capsaicina, resveratrol, ácido ursólico e sulfuretos de alilo. CY Ng e H Yen analisaram o trabalho um do outro e efectuaram continuamente edições e revisões. Ambos contribuíram para a introdução, a conclusão e o quadro 1. HY Hsiao e SC Su reviram o manuscrito final.

Conflitos de interesse: Os autores declaram não haver conflito de interesses.

Abreviaturas

cyclooxygenase-2(COX-2), nuclear factor kappa-light-chain-enhancer of activated B cells (NF–κB), 5-lipoxygenase(5-LOX), signal transducer and activator of transcription (STAT3), C-reactive protein (CRP),

prostaglandin E2(PGE2), transforming growth factor-β (TGF- β), mitogen-activated protein kinase (MAPK)

activator protein (AP-1), interleukin(IL), microphthalmia-associated transcription factor (MITF), vascular endothelial growth factor (VEGF), inducible nitric oxide synthase (iNOS), myeloperoxidase (MPO), tumor necrosis factor (TNF), epidermal growth factor (EGF), 12-O-tetradecanoylphorbol-13-acetate (TPA)

ornithin decarboxylase (ODC), hydrogen peroxidase (H_2O_2) and malondialdehyde (MDA), epidermal growth factor receptor (EGFR), 7,12- dimethylbenz[a]anthracene (DMBA), phosphatidylinositol 3-kinase (PI3-K), extracellular signal-regulated kinase (ERK) , aquaporin 3 (AQP3), matrix metalloproteinase (MMP)

Quadro 1 Resumo dos fitoquímicos e dos mecanismos postulados para a quimioprevenção do cancro da pele

Category	Phytochemical	Source	Structure	Molecular targets	Ref.
Phenolic compounds	[6]-gingerol	Ginger	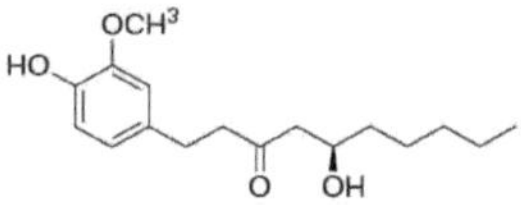	↓NF–κB, ↓p53 , ↓survivin, ↓ Bcl2, ↓Bax, ↓COX-2, ↓AP-1, ↓p38	[13-18]
	Caffeic acid phenethyl ester	Honey bee propolis	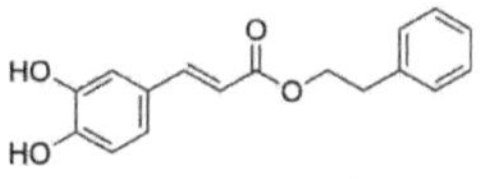	↓VEGF, ↓MDR-1, ↓NF–κB, ↑Bax, ↓Bcl-2, ↓Caspase-3	[19-31]
	Capsaicin	Red chili peppers, jalapenos	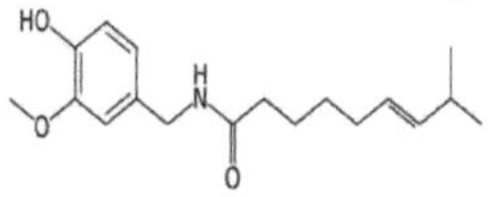	↓NF–κB, ↓AP-1, ↓ STAT3, ↓PI3-K, ↓ Akt, ↓COX-2	[32-39]

	Curcumin	Tumeric	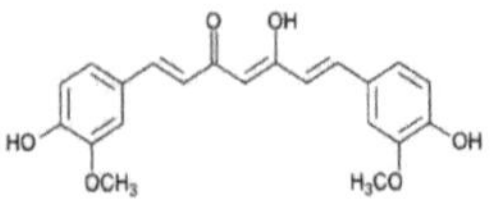	↓COX-2, ↓NF–κB, ↓5LOX, ↓STAT3, ↓CRP, ↓PGE2, ↓TGF-β	[40-43]
	Eugenol	Cloves, nutmeg, cinnamon, bay leaves, basil	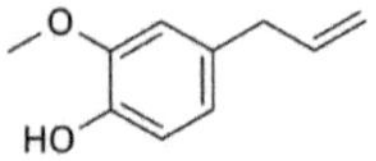	↓*c-Myc* and *H-ras*, ↓E2F1, ↓superoxide formation, ↓lipid peroxidation, ↓COX-2, ↓iNOS, ↓IL-6, ↓TNF-α, ↓PGE2	[44-48]
Polyphenol : phenolic acid	Caffeic acid	Coffee	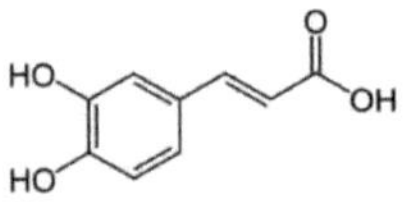	↓NF–κB, ↓AP-1, ↓MAPK, ↓COX, ↓TNF-α, IL-6, and IL-1β, ↓MPO	[49-59]

Polyphenol : flavonoid	Epigallocatechin-3-gallate	Green tea	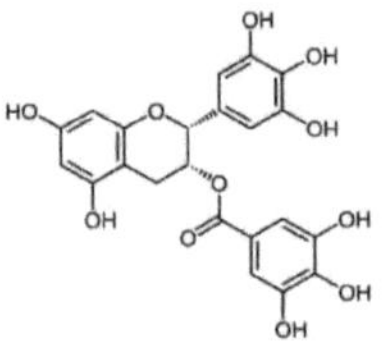	↓NF–κB, ↓AP-1, ↓IL-1β , ↓TRAF6, ↓IL-1β , ↓MAPK, ↓ COX	[61-76]
	Genistein	Soybean	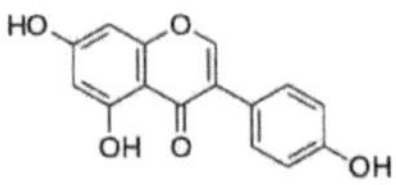	↓H_2O_2, ↓MDA, ↓p53, ↓p21, ↓Chk2	[77-94]
	Luteolin	Carrots, peppers, celery, oliver	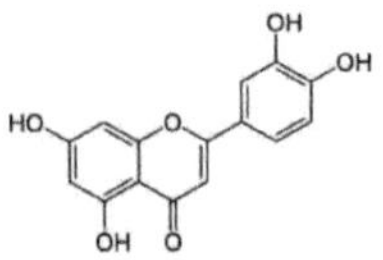	↓Bcl-3, ↑Bax, ↓ERK1/2, ↓Akt, ↓AP-1, ↓NF–κB, ↓COX-2	[95-99]

	Silymarin and Silibinin	Milk thistle	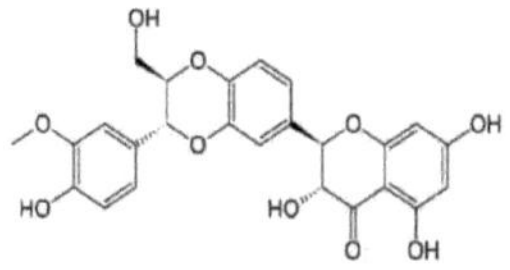	↓VEGF, iNOS, ↓MAPK family (ERK1/2, JNK and p38), ↓Akt activation	[100-117]
Polyphenol : stilbene	Resveratrol	Grapes, peanuts, mulberries, red wine	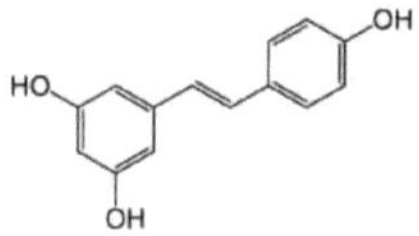	↓NF–κB, ↓ERK, ↓p38 MAP, ↓MAPK, ↓survivin, ↓Bcl2 ↓AQP3, ↓Akt/PKB, ↓COX-1 and COX-2	[118-134]
Terpenoid	Ursolic acid	Basil	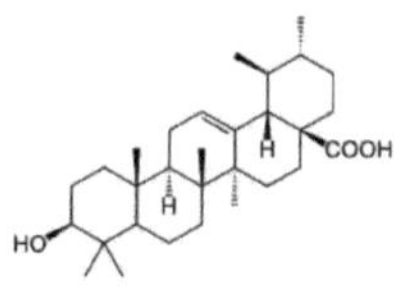	↓IκBα kinase , ↓p65 , ↓NF–κB, ↑p53, ↑caspase-3, ↓Bcl-2, ↓lipid hydroperoxide, ↓COX-2	[135-143]

Organosulfur	Allyl sulfides	Garlic	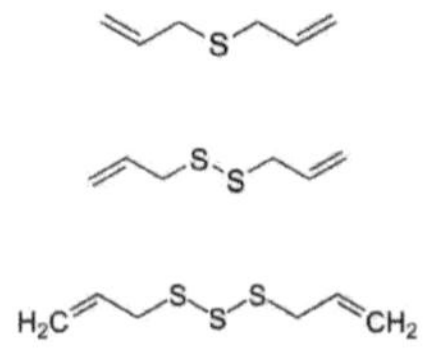 H_2C S S S CH_2	↓p21/ras, ↑p53, ↓Bcl-2 ,↓NF–κB, ↑Nrf2, ↑Bax, ↓MMP-2 and MMP-9, ↓nitric oxide, ↑catalase, superoxide dismutase, and glutathione peroxidase, ↓COX-2	[144-161]
	Indole-3-carbinol	Cabbage	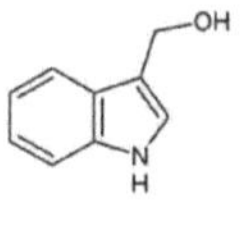	↓Bcl-2, ↓MITF	[162-168]

Ciclo-oxigenase-2 (COX-2), fator nuclear kappa-light-chain-enhancer das células B activadas (NF-κB), 5-lipoxigenase (5-LOX), fosfatidilinositol 3-quinase (PI3-K) transdutor de sinal e ativador da transcrição (STAT3), prostaglandina E2 (PGE2), fator de crescimento transformador-β (TGF- β), proteína quinase activada por mitogénio (MAPK), quinase regulada por sinal extracelular (ERK) e proteína quinase activada por mitogénio (MAP) p38, proteína activadora (AP-1), proteína anti-apoptótica e proto-oncogénica, Akt/PKB, aquaporina 3 (AQP3), pró-apoptótica (Bax), anti-apoptótica (Bcl-2), interleucina (IL), fator de transcrição associado à microftalmia (MITF), fator de crescimento endotelial vascular (VEGF), resistência a múltiplos fármacos 1 (MDR-1), óxido nítrico sintase induzível (iNOS), mieloperoxidase (MPO), fator de necrose tumoral (TNF), fator de crescimento epidérmico (EGF), 12-O-tetradecanoilforbol-13-acetato (TPA), fator 6 associado ao recetor de TNF (TRAF6), omitina descarboxilase (ODC) peroxidase de hidrogénio (H2O2) e malondialdeído (MDA), recetor do fator de crescimento epidérmico (EGFR), 7,12- dimetilbenz[a]antraceno (DMBA), fosfatidilinositol 3-quinase (PI3-K) quinase regulada pelo sinal extracelular (ERK), aquaporina 3 (AQP3), metaloproteinase da matriz (MMP), oncogenes *(c-Myc* e *H-ras),* gene supressor de tumor (p53)

Quadro 2. Limitações actuais dos fitoquímicos no cancro da pele

- Formulation and delivery systems for optimal human bioavailability remains undetermined for most phytochemicals
- Adverse effects from the use of phytochemical have been reported
- Lack of evidence for recommendation of the use of phytochemical in skin cancer prevention and management

Tabela 3. Áreas de investigação futura

- Large controlled human trials to analyze clinical outcome measures (reduction of skin cancer incidence and skin cancer morbidity and mortality rates)
- Development of formulations for optimal delivery systems and increased human bioavailability
- Development of formulations combining phytochemical with other ingredients to reduce adverse effects
- Combination of two or more phytochemicals in the same formulation for synergistic effect
- Interaction of phytochemicals and current conventional chemotherapy

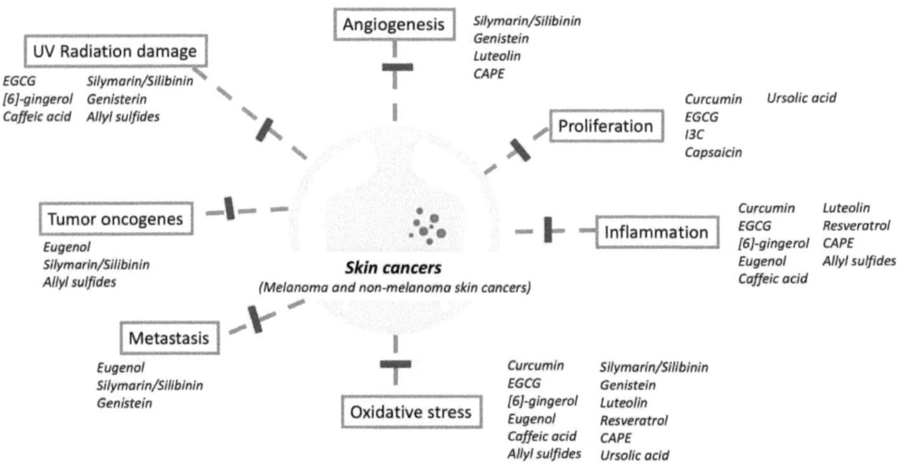

Figura 1 Mecanismos dos fitomedicamentos na quimioprevenção do melanoma e dos cancros da pele não melanoma

Referências

1. El Ghissassi, F.; Baan, R.; Straif, K.; Grosse, Y.; Secretan, B.; Bouvard, V.; Benbrahim-Tallaa, L.; Guha, N.; Freeman, C.; Galichet, L. A review of human carcinogens-part d: Radiação. *The lancet oncology* **2009**, *10*, 751-752.

2. Hennings, H.; Glick, A.B.; Greenhalgh, D.A.; Morgan, D.L.; Strickland, J.E.; Tennenbaum, T.; Yuspa, S.H. Critical aspects of initiation, promotion, and progression in multistage epidermal carcinogenesis. *Actas da Sociedade de Biologia Experimental e Medicina* **1993**, *202*, 1-8.

3. Cadet, J.; Sage, E.; Douki, T. Ultraviolet radiation-mediated damage to cellular DNA. *Mutation Research/Fundamental and Molecular Mechanisms of Mutagenesis* **2005**, *571*, 3-17.

4. Kvam, E.; Tyrrell, R.M. Induction of oxidative DNA base damage in human skin cells by uv and near visible radiation. *Carcinogenesis* **1997**, *18*, 2379-2384.

5. Brash, D.E.; Rudolph, J.A.; Simon, J.A.; Lin, A.; McKenna, G.J.; Baden, H.P.; Halperin, A.J.; Ponten, J. A role for sunlight in skin cancer: Uv-induced p53 mutations in squamous cell carcinoma. *Proceedings of the National Academy of Sciences* **1991**, *88*, 10124-10128.

6. Rundhaug, J.E.; Fischer, S.M. Molecular mechanisms of mouse skin tumor promotion. *Cancros* **2010**, *2*, 436-482.

7. Naumov, G.N.; Akslen, L.A.; Folkman, J. Role of angiogenesis in human tumor dormancy: Modelos animais do interrutor angiogénico. *Cell cycle* **2006**, *5*, 17791787.

8. Theisen, C. Chemoprevention: What's in a name? *Journal of the National Cancer Institute* **2001**, *93*, 743-743.

9. Saxena, M.; Saxena, J.; Nema, R.; Singh, D.; Gupta, A. Phytochemistry of medicinal plants. *Journal of Pharmacognosy and Phytochemistry* **2013**, *1*.

10. Kelloff, G.J.; Crowell, J.A.; Steele, V.E.; Lubet, R.A.; Malone, W.A.; Boone, C.W.; Kopelovich, L.; Hawk, E.T.; Lieberman, R.; Lawrence, J.A. Progress in cancer chemoprevention: Development of diet-derived chemopreventive agents (Desenvolvimento de agentes quimiopreventivos derivados da dieta). *The Journal of nutrition* **2000**, *130*, 467S-471S.

11. Afaq, F.; K Katiyar, S. Polifenóis: Fotoprotecção da pele e inibição da fotocarcinogénese. *Mini revisões em química medicinal* **2011**, *11*, 1200-1215.

12. Harborne, J.B.; Williams, C.A. Advances in flavonoid research since 1992. *Phytochemistry* **2000**, *55*, 481-504.

13. Park, K.-K.; Chun, K.-S.; Lee, J.-M.; Lee, S.S.; Surh, Y.-J. Efeitos inibitórios do [6]-gingerol, um dos principais princípios pungentes do gengibre, na inflamação induzida pelo éster de forbol, na atividade da ornitina descarboxilase epidérmica e na promoção de tumores cutâneos em ratinhos icr. *Cancer letters* **1998**, *129*, 139-144.

14. Kim, S.O.; Chun, K.-S.; Kundu, J.K.; Surh, Y.-J. Efeitos inibitórios do [6]-gingerol na expressão de cox-2 induzida por pma e na ativação de nf-κb e p38 mapk na pele de rato. *Biofactores* **2004**, *21*, 27-31.

15. Kim, J.-K.; Kim, Y.; Na, K.-M.; Surh, Y.-J.; Kim, T.-Y. O [6]-gingerol previne

a produção de ros induzida por uvb e a expressão de cox-2 in vitro e in vivo. *Free radical research* **2007**, *41*, 603-614.

16. Bode, A.M.; Ma, W.-Y.; Surh, Y.-J.; Dong, Z. Inibição da transformação celular induzida pelo fator de crescimento epidérmico e da ativação da proteína activadora 1 pelo [6]-gingerol. *Cancer Research* **2001**, *61*, 850-853.

17. Nigam, N.; George, J.; Srivastava, S.; Roy, P.; Bhui, K.; Singh, M.; Shukla, Y. Indução de apoptose por [6]-gingerol associada à modulação de p53 e envolvimento da via de sinalização mitocondrial na tumorigénese da pele de ratinho induzida por b [a] p. *Quimioterapia e farmacologia do cancro* **2010**, *65*, 687-696.

18. Ratcharin, N.; Wongtrakul, P.; Indranupakorn, R. Na *preparação de nanopartículas lipídicas sólidas carregadas com extrato de zingiber officinale*, Advanced Materials Research, 2012; Trans Tech Publ: pp 389-392.

19. Xiang, D.; Wang, D.; Ele, Y.; Xie, J.; Zhong, Z.; Li, Z.; Xie, J. O éster fenetílico do ácido cafeico induz a parada do crescimento e a apoptose das células cancerígenas do cólon através da sinalização do fator β-catenina/t-célula. *Drogas anti-câncer* **2006**, *17*, 753-762.

20. Chen, M.-F.; Wu, C.-T.; Chen, Y.-J.; KENG, P.C.; CHEN, W.-C. Morte celular e radiossensibilização pelo éster fenetílico do ácido cafeico (cape) em células de cancro do pulmão. *Journal of radiation research* **2004**, *45*, 253-260.

21. Kudugunti, S.K.; Vad, N.M.; Ekogbo, E.; Moridani, M.Y. Eficácia do éster fenetil do ácido cafeico (cape) no tumor de melanoma da pele b16-f0 que suporta ratinhos c57bl/6. *Investigational new drugs* **2011**, *29*, 52-62.

22. Kuo, H.-C.; Kuo, W.-H.; Lee, Y.-J.; Lin, W.-L.; Chou, F.-P.; Tseng, T.-H. Inhibitory effect of caffeic acid phenethyl ester on the growth of c6 glioma cells in vitro and in vivo. *Cancer letters* **2006**, *234*, 199-208.

23. Chen, M.-J.; Chang, W.-H.; Lin, C.-C.; Liu, C.-Y.; Wang, T.-E.; Chu, C.- H.; Shih, S.-C.; Chen, Y.-J. Caffeic acid phenethyl ester induces apoptosis of human pancreatic cancer cells involving caspase and mitochondrial dysfunction. *Pancreatology* **2008**, *8*, 558-565.

24. Wu, C.-S.; Chen, M.-F.; Lee, I.-L.; Tung, S.-Y. Papel preditivo da atividade do fator nuclear-κb no cancro gástrico: Uma abordagem adjuvante promissora com éster fenetílico do ácido cafeico. *Journal of clinical gastroenterology* **2007**, *41*, 894-900.

25. Onori, P.; DeMorrow, S.; Gaudio, E.; Franchitto, A.; Mancinelli, R.; Venter, J.; Kopriva, S.; Ueno, Y.; Alvaro, D.; Savage, J. Caffeic acid phenethyl ester decreases cholangiocarcinoma growth by inhibition of nf-κb and induction of apoptosis. *Revista Internacional do Cancro* **2009**, *125*, 565-576.

26. Lee, K.W.; Kang, N.J.; Kim, J.H.; Lee, K.M.; Lee, D.E.; Hur, H.J.; Lee, H.J. Caffeic acid phenethyl ester inhibits invasion and expression of matrix metalloproteinase in sk-hep1 human hepatocellular carcinoma cells by targeting nuclear fator kappa b. *Genes & nutrition* **2008**, *2*, 319-322.

27. Wu, J.; Horton, L.; Bosland, M.; Karkoszka, J.; Frenkel, K. Caffeic acid phenethyl ester (cape) as a preventive agent in preclinical model of breast cancer. AACR: 2007.

28. Natarajan, K.; Singh, S.; Burke, T.R.; Grunberger, D.; Aggarwal, B.B. Caffeic

acid phenethyl ester is a potent and specific inhibitor of activation of nuclear transcription fator nf-kappa b. *Proceedings of the National Academy of Sciences* **1996**, *93*, 9090-9095.

29. Wu, J.; Omene, C.; Karkoszka, J.; Bosland, M.; Eckard, J.; Klein, C.B.; Frenkel, K. O éster fenetílico do ácido cafeico (cape), derivado de um produto da abelha própolis, exibe uma diversidade de efeitos antitumorais em modelos pré-clínicos de cancro da mama humano. *Cancer letters* **2011**, *308*, 43-53.

30. Chen, Y.-J.; Shiao, M.-S.; Hsu, M.-L.; Tsai, T.-H.; Wang, S.-Y. Efeito do éster fenetílico do ácido cafeico, um antioxidante da própolis, na indução de apoptose em células leucémicas humanas hl-60. *Journal of agricultural and food chemistry* **2001**, *49*, 5615-5619.

31. Frenkel, K.; Wei, H.; Bhimani, R.; Ye, J.; Zadunaisky, J.A.; Huang, M.-T.; Ferraro, T.; Conney, A.H.; Grunberger, D. Inhibition of tumor promoter-mediated processes in mouse skin and bovine lens by caffeic acid phenethyl ester. *Cancer Research* **1993**, *53*, 1255-1261.

32. Bode, A.M.; Dong, Z. As duas faces da capsaicina. *Cancer research* **2011**, *71*, 2809-2814.

33. Hwang, M.K.; Bode, A.M.; Byun, S.; Song, N.R.; Lee, H.J.; Lee, K.W.; Dong, Z. Cocarcinogenic effect of capsaicin involves activation of egfr signaling but not trpv1. *Cancer research* **2010**, *70*, 6859-6869.

34. Park, K.-K.; Surh, Y.-J. Effects of capsaicin on chemically-induced two- stage mouse skin carcinogenesis. *Cancer letters* **1997**, *114*, 183-184.

35. Oyagbemi, A.; Saba, A.; Azeez, O. Capsaicin: A novel chemopreventive

molecule and its underlying molecular mechanisms of action. *Jornal indiano do cancro* **2010**, *47*, 53.

36. Hail Jr, N.; Lotan, R. Examinar o papel da respiração mitocondrial na apoptose induzida por vanilóides. *Journal of the National Cancer Institute* **2002**, *94*, 12811292.

37. Shin, D.-H.; Kim, O.-H.; Jun, H.-S.; Kang, M.-K. Inhibitory effect of capsaicin on b16-f10 melanoma cell migration via the phosphatidylinositol 3- kinase/akt/rac1 signal pathway. *Experimental & molecular medicine* **2008**, *40*, 486494.

38. Marques, C.M.; Dibden, C.; Danson, S.; Haycock, J.W.; MacNeil, S. Efeitos combinados de capsaicina e ha14-1 na indução de apoptose em células de melanoma. *Journal of Cosmetics, Dermatological Sciences and Applications* **2013**, *3*, 175.

39. Mason, L.; Moore, R.A.; Derry, S.; Edwards, J.E.; McQuay, H.J. Systematic review of topical capsaicin for the treatment of chronic pain. *Bmj* **2004**, *328*, 991.

40. Gupta, S.C.; Patchva, S.; Aggarwal, B.B. Therapeutic roles of curcumin: Lições aprendidas com os ensaios clínicos. *O jornal AAPS* **2013**, *15*, 195-218.

41. Kuttan, R.; Sudheeran, P.; Josph, C. Turmeric and curcumin as topical agents in cancer therapy. *Tumori* **1987**, *73*, 29-31.

42. Dahmke, I.N.; Backes, C.; Rudzitis-Auth, J.; Laschke, M.W.; Leidinger, P.; Menger, M.D.; Meese, E.; Mahlknecht, U. A ingestão de curcumina afeta a assinatura mirna no melanoma murino com mmu-mir-205-5p mais significativamente alterado. *PLoS One* **2013**, *8*, e81122.

43. Gupta, S.C.; Patchva, S.; Koh, W.; Aggarwal, B.B. Discovery of curcumin, a

component of golden spice, and its miraculous biological activities. *Clinical and Experimental Pharmacology and Physiology* **2012**, *39*, 283-299.

44. Sukumaran, K.; Unnikrishnan, M.; Kuttan, R. Inhibition of tumour promotion in mice by eugenol. *Jornal indiano de fisiologia e farmacologia* **1994**, *38*, 306-308.

45. Kaur, G.; Athar, M.; Alam, M.S. Eugenol precludes cutaneous chemical carcinogenesis in mouse by preventing oxidative stress and inflammation and by inducing apoptosis. *Molecular carcinogenesis* **2010**, *49*, 290-301.

46. Ghosh, R.; Nadiminty, N.; Fitzpatrick, J.E.; Alworth, W.L.; Slaga, T.J.; Kumar, A.P. Eugenol causes melanoma growth suppression through inhibition of e2f1 transcriptional activity. *Journal of Biological Chemistry* **2005**, *280*, 5812-5819.

47. Pal, D.; Banerjee, S.; Mukherjee, S.; Roy, A.; Panda, C.K.; Das, S. Eugenol restringe a carcinogénese cutânea induzida pelo óleo de cróton dmba em ratinhos: Downregulation of c-myc and h-ras, and activation of p53 dependent apoptotic pathway. *Jornal de ciência dermatológica* **2010**, *59*, 31-39.

48. Esmaeili, F.; Rajabnejhad, S.; Partoazar, A.R.; Mehr, S.E.; Faridi-Majidi, R.; Sahebgharani, M.; Syedmoradi, L.; Rajabnejhad, M.R.; Amani, A. Efeitos anti-inflamatórios da nanoemulsão de eugenol como sistema de entrega tópica. *Desenvolvimento e tecnologia farmacêutica* **2016**, *21*, 887-893.

49. Fernandez, M.; Saenz, M.; Garcia, M. Produtos naturais: Atividade anti-inflamatória em ratos e ratinhos de ácidos fenólicos isolados de scrophularia frutescens. *Journal of Pharmacy and Pharmacology* **1998**, *50*, 1183-1186.

50. Moon, M.K.; Lee, Y.J.; Kim, J.S.; Kang, D.G.; Lee, H.S. Efeito do ácido cafeico na inflamação vascular induzida pelo fator de necrose tumoral alfa em células endoteliais da veia umbilical humana. *Boletim Biológico e Farmacêutico* **2009**, *32*, 1371-1377.

51. Tsai, S.-j.; Chao, C.-y.; Yin, M.-c. Efeitos preventivos e terapêuticos do ácido cafeico contra lesões inflamatórias no striatum de ratinhos tratados com mptp. *Revista Europeia de Farmacologia* **2011**, *670*, 441-447.

52. Kang, N.J.; Lee, K.W.; Kim, B.H.; Bode, A.M.; Lee, H.-J.; Heo, Y.-S.; Boardman, L.; Limburg, P.; Lee, H.J.; Dong, Z. Coffee phenolic phytochemicals suppress colon cancer metastasis by targeting mek and topk. *Carcinogénese* **2011**, *32*, 921-928.

53. Jung, J.E.; Kim, H.S.; Lee, C.S.; Park, D.-H.; Kim, Y.-N.; Lee, M.-J.; Lee, J.W.; Park, J.-W.; Kim, M.-S.; Ye, S.K. Caffeic acid and its synthetic derivative cadpe suppress tumor angiogenesis by blocking stat3-mediated vegf expression in human renal carcinoma cells. *Carcinogénese* **2007**, *28*, 1780-1787.

54. Yang, Y.; Li, Y.; Wang, K.; Wang, Y.; Yin, W.; Li, L. A via P38/nf-κb/snail está envolvida na inibição induzida pelo ácido cafeico de propriedades semelhantes às células-tronco do câncer e capacidade migratória em queratinócitos humanos malignos. *PloS um* **2013**, *8*, e58915.

55. McCubrey, J.A.; Steelman, L.S.; Chappell, W.H.; Abrams, S.L.; Wong, E.W.; Chang, F.; Lehmann, B.; Terrian, D.M.; Milella, M.; Tafuri, A. Roles of the raf/mek/erk pathway in cell growth, malignant transformation and drug resistance. *Biochimica et Biophysica Ata (BBA)-Molecular Cell Research* **2007**, *1773*, 12631284.

56. Kang, N.J.; Lee, K.W.; Shin, B.J.; Jung, S.K.; Hwang, M.K.; Bode, A.M.; Heo, Y.-S.; Lee, H.J.; Dong, Z. O ácido cafeico, um fitoquímico fenólico do café, inibe diretamente a atividade da quinase fyn e a expressão de cox-2 induzida por uvb. *Carcinogenesis* **2008**, *30*, 321-330.

57. Chao, P.-c.; Hsu, C.-c.; Yin, M.-c. Actividades anti-inflamatórias e anti-coagulatórias do ácido cafeico e do ácido elágico no tecido cardíaco de ratos diabéticos. *Nutrition & metabolism* **2009**, *6*, 33.

58. Khan, A.Q.; Khan, R.; Qamar, W.; Lateef, A.; Ali, F.; Tahir, M.; Sultana, S. Caffeic acid attenuates 12-o-tetradecanoyl-phorbol-13-acetate (tpa) -induced nf-κb and cox-2 expression in mouse skin: Anulação do stress oxidativo, das respostas inflamatórias e da produção de citocinas pró-inflamatórias. *Toxicologia alimentar e química* **2012**, *50*, 175-183.

59. Song, H.S.; Park, T.W.; Sohn, U.D.; Shin, Y.K.; Choi, B.C.; Kim, C.J.; Sim, S.S. The effect of caffeic acid on wound healing in skin-incised mice. *Jornal Coreano de Fisiologia e Farmacologia* **2008**, *12*, 343-347.

60. Panche, A.N.; Diwan, A.D.; Chandra, S.R. Flavonoids: Uma visão geral. *J Nutr Sci* **2016**, *5*, e47.

61. Katiyar, S.K.; Ahmad, N.; Mukhtar, H. Green tea and skin. *Archives of Dermatology* **2000**, *136*, 989-994.

62. Katiyar, S.K.; Agarwal, R.; Wood, G.S.; Mukhtar, H. Inibição da promoção tumoral causada pelo 12-o- tetradecanoilforbol-13-acetato em pele de rato sencar iniciada por 7, 12-dimetilbenz [a] antraceno por uma fração polifenólica isolada do chá verde. *Cancer research* **1992**, *52*, 6890-6897.

63. Katiyar, S.K.; Afaq, F.; Perez, A.; Mukhtar, H. Green tea polyphenol (-)-epigallocatechin-3-gallate treatment of human skin inhibits ultraviolet radiation- induced oxidative stress. *Carcinogenesis* **2001**, *22*, 287-294.

64. Katiyar, S.K.; Afaq, F.; Azizuddin, K.; Mukhtar, H. Inibição da fosforilação das vias de sinalização da proteína quinase activada por mitogénio em queratinócitos epidérmicos humanos em cultura pelo polifenol do chá verde (-)-epigalocatequina-3-galato. *Toxicologia e farmacologia aplicada* **2001**, *176*, 110117.

65. Afaq, F.; Adhami, V.M.; Ahmad, N.; Mukhtar, H. Inibição da ativação do fator nuclear κb mediada por ultravioleta b em queratinócitos epidérmicos humanos normais pelo constituinte do chá verde (-)-epigalocatequina-3-galato. *Oncogene* **2003**, *22*, 1035-1044.

66. Ahmad, N.; Gupta, S.; Mukhtar, H. Green tea polyphenol epigallocatechin-3-gallate differentially modulates nuclear fator κb in cancer cells versus normal cells. *Archives of biochemistry and biophysics* **2000**, *376*, 338-346.

67. Dong, Z.; Ma, W.-y.; Huang, C.; Yang, C.S. Inibição da ativação da proteína activadora 1 induzida pelo promotor tumoral e da transformação celular pelos polifenóis do chá, galato de (-)-epigalocatequina e teaflavinas. *Cancer research* **1997**, *57*, 4414-4419.

68. Mantena, S.K.; Meeran, S.M.; Elmets, C.A.; Katiyar, S.K. Os polifenóis do chá verde administrados por via oral previnem o cancro da pele induzido pela radiação ultravioleta em ratos através da ativação de células t citotóxicas e da inibição da angiogénese nos tumores. *The Journal of nutrition* **2005**, *135*, 2871-2877.

69. Nihal, M.; Ahsan, H.; Siddiqui, I.A.; Mukhtar, H.; Ahmad, N.; Wood, G.S. (-)-epigalocatequina-3-galato (egcg) sensibiliza as células de melanoma para a inibição do

crescimento induzida por interferão num modelo de rato de melanoma humano. *Cell Cycle* **2009**, *8*, 2057-2063.

70. Ellis, L.Z.; Liu, W.; Luo, Y.; Okamoto, M.; Qu, D.; Dunn, J.H.; Fujita, M. Green tea polyphenol epigallocatechin-3-gallate suppresses melanoma growth by inhibiting inflammasome and il-1β secretion. *Comunicações de pesquisa bioquímica e biofísica* **2011**, *414*, 551-556.

71. Zhang, J.; Lei, Z.; Huang, Z.; Zhang, X.; Zhou, Y.; Luo, Z.; Zeng, W.; Su, J.; Peng, C.; Chen, X. Epigalocatequina-3-galato (egcg) suprime o crescimento de células de melanoma e metástase, visando a atividade traf6. *Oncotarget* **2016**, *7*, 79557.

72. Wang, Z.Y.; Huang, M.-T.; Ho, C.-T.; Chang, R.; Ma, W.; Ferraro, T.; Reuhl, K.R.; Yang, C.S.; Conney, A.H. Inhibitory effect of green tea on the growth of established skin papillomas in mice. *Cancer Research* **1992**, *52*, 6657-6665.

73. Gensler, H.L.; Timmermann, B.N.; Valcic, S.; Wachter, G.A.; Dorr, R.; Dvorakova, K.; Alberts, D.S. Prevention of photocarcinogenesis by topical administration of pure epigallocatechin gallate isolated from green tea. **1996**.

74. Mukhtar, H.; Ahmad, N. Green tea in chemoprevention of cancer. *Toxicological sciences: an official journal of the Society of Toxicology* **1999**, *52*, 111117.

75. Farrar, MD; Nicolaou, A.; Clarke, KA; Mason, S.; Massey, KA; Dew, TP; Watson, RE; Williamson, G.; Rhodes, LE Um ensaio controlado randomizado de catequinas de chá verde na proteção contra inflamação cutânea induzida por radiação ultravioleta. *O jornal americano de nutrição clínica* **2015**, *102*, 608-615.

76. Linden, K.G.; Carpenter, P.M.; McLaren, C.E.; Barr, R.J.; Rite, P.; Sun, J.D.; Li, K.-T.; Viner, J.L.; Meyskens, F.L. Chemoprevention of nonmelanoma skin cancer: Experiência com um polifenol do chá verde. *Tumor Prevention and Genetics* **2003**, 165-171.

77. Singh, M.; Suman, S.; Shukla, Y. New enlightenment of skin cancer chemoprevention through phytochemicals: Estudos in vitro e in vivo e os mecanismos subjacentes. *BioMed research international* **2014**, *2014*.

78. Wei, H.; Saladi, R.; Lu, Y.; Wang, Y.; Palep, S.R.; Moore, J.; Phelps, R.; Shyong, E.; Lebwohl, M.G. Isoflavone genistein: Fotoprotecção e implicações clínicas em dermatologia. *The Journal of nutrition* **2003**, *133*, 3811S-3819S.

79. Rusin, A.; Krawczyk, Z.; Grynkiewicz, G.; Gogler, A.; Zawisza-Puchalka, J.; Szeja, W. Synthetic derivatives of genistein, their properties and possible applications. *Ata Biochimica Polonica* **2010**, *57*, 23-34.

80. Wei, H.; Bowen, R.; Zhang, X.; Lebwohl, M. Isoflavone genistein inhibits the initiation and promotion of two-stage skin carcinogenesis in mice. *Carcinogenesis* **1998**, *19*, 1509-1514.

81. Sarkar, F.H.; Li, Y. Mechanisms of cancer chemoprevention by soy isoflavone genistein. *Cancer and Metastasis Reviews* **2002**, *21*, 265-280.

82. Li, Q.-S.; Li, C.-Y.; Li, Z.-L.; Zhu, H.-L. Genistein and its synthetic analogs as anticancer agents. *Agentes anti-cancerígenos em química medicinal (anteriormente química medicinal atual - agentes anti-câncer)* **2012**, *12*, 271-281.

83. Rusin, A.; Zawisza-Puchalka, J.; Kujawa, K.; Gogler-Piglowska, A.; Wietrzyk,

J.; Switalska, M.; Glowala-Kosinska, M.; Gruca, A.; Szeja, W.; Krawczyk, Z. Conjugados sintéticos de genisteína que afectam a proliferação e a mitose das células cancerígenas. *Bioorganic & medicinal chemistry* **2011**, *19*, 295-305.

84. Chandra Pal, H.; Marchiony Hunt, K.; Diamond, A.; A Elmets, C.; Afaq, F. Fitoquímicos para o tratamento do melanoma. *Mini revisões em química medicinal* **2016**, *16*, 953-979.

85. Wei, H.; Zhang, X.; Wang, Y.; Lebwohl, M. Inhibition of ultraviolet light-induced oxidative events in the skin and internal organs of hairless mice by isoflavone genistein. *Cancer letters* **2002**, *185*, 21-29.

86. Moore, J.O.; Wang, Y.; Stebbins, W.G.; Gao, D.; Zhou, X.; Phelps, R.; Lebwohl, M.; Wei, H. Photoprotective effect of isoflavone genistein on ultraviolet b- induced pyrimidine dimer formation and pcna expression in human reconstituted skin and its implications in dermatology and prevention of cutaneous carcinogenesis. *Carcinogénese* **2006**, *27*, 1627-1635.

87. Danciu, C.; Borcan, F.; Bojin, F.; Zupko, I.; Dehelean, C. Efeito da isoflavona genisteína no tamanho do tumor, potencial de metástase e melanização em um modelo de camundongo b16 de melanoma murino. *Comunicações de produtos naturais* **2013**, *8*, 343346.

88. Ji, C.; Yang, Y.-l.; He, L.; Gu, B.; Xia, J.-p.; Sun, W.-l.; Su, Z.-l.; Chen, B.; Bi, Z.-g. O aumento das ceramidas sensibiliza a apoptose e a inibição do crescimento das células de melanoma induzidas pela genisteína. *Comunicações de pesquisa bioquímica e biofísica* **2012**, *421*, 462-467.

89. Casagrande, F.; Darbon, J.-M. P21 cip1 é dispensável para a paragem g2

causada pela genisteína em células de melanoma humano. *Experimental cell research* **2000**, *258*, 101-108.

90. Rauth, S.; Kichina, J.; Green, A. Inhibition of growth and induction of differentiation of metastatic melanoma cells in vitro by genistein: Chemosensitivity is regulated by cellular p53. *British journal of cancer* **1997**, *75*, 1559-1566.

91. Darbon, J.-M.; Penary, M.; Escalas, N.; Casagrande, F.; Goubin-Gramatica, F.; Baudouin, C.; Ducommun, B. Distinct chk2 activation pathways are triggered by genistein and DNA-damaging agents in human melanoma cells. *Journal of Biological Chemistry* **2000**, *275*, 15363-15369.

92. Kiguchi, K.; Constantinou, A.I.; Huberman, E. Genistein-induced cell differentiation and protein-linked DNA strand breakage in human melanoma cells. *Cancer communications* **1990**, *2*, 271-278.

93. Sjoberg, E.R.; Chammas, R.; Ozawa, H.; Kawashima, I.; Khoo, K.-H.; Morris, H.R.; Dell, A.; Tai, T.; Varki, A. Expression of de-n-acetyl-gangliosides in human melanoma cells is induced by genistein or nocodazole. *Journal of Biological Chemistry* **1995**, *270*, 2921-2930.

94. Yan, C.; Han, R. Suppression of adhesion-induced protein tyrosine phosphorylation decreases invasive and metastatic potentials of b16-bl6 melanoma cells by protein tyrosine kinase inhibitor genistein. *Invasion & metastasis* **1997**, *17*, 189-198.

95. Lopez-Lazaro, M. Distribuição e actividades biológicas do flavonoide luteolina. *Mini revisões em química medicinal* **2009**, *9*, 31-59.

96. Horibe, I.; Satoh, Y.; Shiota, Y.; Kumagai, A.; Horike, N.; Takemori, H.; Uesato, S.; Sugie, S.; Obata, K.; Kawahara, H. Indução de melanogênese por flavonóides 4'-o-metilados em células de melanoma b16f10. *Jornal de medicamentos naturais* **2013**, *67*, 705-710.

97. Horvathova, K.; Chalupa, I.; Sebova, L.; Tothova, D.; Vachalkova, A. Efeito protetor da quercetina e da luteolina nas células hmb-2 do melanoma humano. *Mutation Research/Genetic Toxicology and Environmental Mutagenesis* **2005**, *565*, 105-112.

98. Iwashita, K.; Kobori, M.; Yamaki, K.; Tsushida, T. Flavonoids inhibit cell growth and induce apoptosis in b16 melanoma 4a5 cells. *Bioscience, biotechnology, and biochemistry* **2000**, *64*, 1813-1820.

99. Nakashima, S.; Matsuda, H.; Oda, Y.; Nakamura, S.; Xu, F.; Yoshikawa, M. Inibidores da melanogénese da planta do deserto anastatica hierochuntica em células de melanoma b16. *Bioorganic & medicinal chemistry* **2010**, *18*, 2337-2345.

100. Wang, Y.; Zhang, D.; Liu, Z.; Liu, G.; Duan, C.; Jia, L.; Feng, F.; Zhang, X.; Shi, Y.; Zhang, Q. Avaliação in vitro e in vivo de nanosuspensões de silibina para administração oral e intravenosa. *Nanotecnologia* **2010**, *21*, 155104.

101. Deep, G.; Agarwal, R. Antimetastatic efficacy of silibinin: Mecanismos moleculares e potencial terapêutico contra o cancro. *Cancer and Metastasis Reviews* **2010**, *29*, 447-463.

102. Luper, S. A review of plants used in the treatment of liver disease: Parte 1. *Revista de medicina alternativa: uma revista de terapêutica clínica* **1998**, *3*, 410-421.

103. Agarwal, R.; Katiyar, S.K.; Lundgren, D.W.; Mukhtar, H. Inhibitory effect of silymarin, an anti-hepatotoxic flavonoid, on 12-o-tetradecanoylphorbol-13- acetate-induced epidermal ornithine decarboxylase activity and mrna in sencar mice. *Carcinogénese* **1994**, *15*, 1099-1103.

104. Deep, G.; Singh, R.; Agarwal, C.; Kroll, D.; Agarwal, R. A silimarina e a silibinina causam a paragem do ciclo celular gl e g2-m através de circuitos distintos nas células pc3 do cancro da próstata humano: Uma comparação da flavanona silibinina com a mistura de flavanolignana silimarina. *Oncogene* **2006**, *25*, 1053-1069.

105. Singh, R.P.; Dhanalakshmi, S.; Agarwal, C.; Agarwal, R. A silibinina inibe fortemente o crescimento e a sobrevivência das células endoteliais humanas através da paragem do ciclo celular e da regulação negativa da survivina, akt e nf-κb: Implicações para a angioprevenção e terapia antiangiogénica. *Oncogene* **2005**, *24*, 1188-1202.

106. Singh, R.P.; Deep, G.; Chittezhath, M.; Kaur, M.; Dwyer-Nield, L.D.; Malkinson, A.M.; Agarwal, R. Effect of silibinin on the growth and progression of primary lung tumors in mice. *Jornal do Instituto Nacional do Cancro* **2006**, *98*, 846855.

107. Kaur, M.; Velmurugan, B.; Tyagi, A.; Deep, G.; Katiyar, S.; Agarwal, C.; Agarwal, R. Silibinin suprime o crescimento e induz a morte apoptótica de células lovo de carcinoma colorrectal humano em cultura e xenoenxerto tumoral. *Molecular cancer therapeutics* **2009**, *8*, 2366-2374.

108. Son, Y.-g.; Kim, E.H.; Kim, J.Y.; Kim, S.U.; Kwon, T.K.; Yoon, A.-R.; Yun, C.-O.; Choi, K.S. Silibinin sensitizes human glioma cells to trail-mediated apoptosis via dr5 up-regulation and down-regulation of c-flip and survivin. *Cancer research* **2007**, *67*, 8274-

8284.

109. Katiyar, S.K.; Korman, N.J.; Mukhtar, H.; Agarwal, R. Protective effects of silymarin against photocarcinogenesis in a mouse skin model. *Journal of the National Cancer Institute* **1997**, *89*, 556-565.

110. Vaid, M.; Katiyar, S.K. Molecular mechanisms of inhibition of photocarcinogenesis by silymarin, a phytochemical from milk thistle (silybum marianum l. Gaertn.). *Revista internacional de oncologia* **2010**, *36*, 1053-1060.

111. Dhanalakshmi, S.; Mallikarjuna, G.; Singh, R.P.; Agarwal, R. Dual efficacy of silibinin in protecting or enhancing ultraviolet b radiation-caused apoptosis in hacat human immortalized keratinocytes. *Carcinogénese* **2004**, *25*, 99-106.

112. Singh, R.P.; Dhanalakshmi, S.; Mohan, S.; Agarwal, C.; Agarwal, R. Silibinin inhibits uvb-and epidermal growth fator-induced mitogenic and cell survival signaling involving activator protein-1 and nuclear fator-κb in mouse epidermal jb6 cells. *Molecular cancer therapeutics* **2006**, *5*, 1145-1153.

113. Mallikarjuna, G.; Dhanalakshmi, S.; Singh, R.P.; Agarwal, C.; Agarwal, R. Silibinin protects against photocarcinogenesis via modulation of cell cycle regulators, mitogen-activated protein kinases, and akt signaling. *Cancer research* **2004**, *64*, 6349-6356.

114. Singh, R.P.; Raina, K.; Deep, G.; Chan, D.; Agarwal, R. Silibinin suprime o crescimento do xenoenxerto ortotópico de carcinoma da próstata humano pc-3 através da ativação da quinase 1/2 regulada por sinal extracelular e da inibição dos transdutores de sinal e activadores da sinalização da transcrição. *Clinical Cancer Research* **2009**, *15*, 613-621.

115. Chen, P.-N.; Hsieh, Y.-S.; Chiou, H.-L.; Chu, S.-C. A silibinina inibe a invasão celular através da inativação das vias de sinalização pi3k-akt e mapk. *Interações químico-biológicas* **2005**, *156*, 141-150.

116. Vaid, M.; Prasad, R.; Sun, Q.; Katiyar, SK Silymarin tem como alvo a sinalização β-catenina no bloqueio da migração / invasão de células de melanoma humano. *PloS one* **2011**, *6*, e23000.

117. Gu, M.; Singh, R.P.; Dhanalakshmi, S.; Agarwal, C.; Agarwal, R. Silibinin inibe atributos inflamatórios e angiogénicos na fotocarcinogénese em ratos sem pelo skh-1. *Cancer research* **2007**, *67*, 3483-3491.

118. Jang, M.; Cai, L.; Udeani, G.O.; Slowing, K.V.; Thomas, C.F.; Beecher, C.W.; Fong, H.H.; Farnsworth, N.R.; Kinghorn, A.D.; Mehta, R.G. Cancer chemopreventive activity of resveratrol, a natural product derived from grapes. *Science* **1997**, *275*, 218-220.

119. Aziz, M.H.; Reagan-Shaw, S.; Wu, J.; Longley, B.J.; Ahmad, N. Chemoprevention of skin cancer by grape constituent resveratrol: Relevância para a doença humana? *The FASEB journal* **2005**, *19*, 1193-1195.

120. Ndiaye, M.; Philippe, C.; Mukhtar, H.; Ahmad, N. The grape antioxidant resveratrol for skin disorders: Promessa, perspectivas e desafios. *Arquivos de bioquímica e biofísica* **2011**, *508*, 164-170.

121. Kowalczyk, M.C.; Walaszek, Z.; Kowalczyk, P.; Kinjo, T.; Hanausek, M.; Slaga, T.J. Differential effects of several phytochemicals and their derivatives on murine keratinocytes in vitro and in vivo: Implications for skin cancer prevention. *Carcinogenesis* **2009**, *30*, 1008-1015.

122. Jagdeo, J.; Adams, L.; Lev-Tov, H.; Sieminska, J.; Michl, J.; Brody, N. Dose-dependent antioxidant function of resveratrol demonstrated via modulation of reactive oxygen species in normal human skin fibroblasts in vitro. *Jornal de medicamentos em dermatologia: JDD* **2010**, *9*, 1523-1526.

123. Subbaramaiah, K.; Chung, W.J.; Michaluart, P.; Telang, N.; Tanabe, T.; Inoue, H.; Jang, M.; Pezzuto, J.M.; Dannenberg, A.J. Resveratrol inhibits cyclooxygenase-2 transcription and activity in phorbol ester-treated human mammary epithelial cells. *Journal of Biological Chemistry* **1998**, *273*, 21875-21882.

124. Kundu, J.K.; Shin, Y.K.; Kim, S.H.; Surh, Y.-J. O resveratrol inibe a expressão de cox-2 induzida pelo éster de forbol e a ativação de nf-κb na pele do rato bloqueando a atividade da quinase iκb. *Carcinogenesis* **2006**, *27*, 1465-1474.

125. Niles, R.M.; Cook, C.P.; Meadows, G.G.; Fu, Y.-M.; McLaughlin, J.L.; Rankin, G.O. O resveratrol é rapidamente metabolizado em ratos atímicos (nu/nu) e não inibe o crescimento do tumor de xenoenxerto de melanoma humano. *The Journal of nutrition* **2006**, *136*, 2542-2546.

126. Reagan-Shaw, S.; Afaq, F.; Aziz, M.H.; Ahmad, N. Modulations of critical cell cycle regulatory events during chemoprevention of ultraviolet b-mediated responses by resveratrol in skh-1 hairless mouse skin. *Oncogene* **2004**, *23*, 5151-5160.

127. Aziz, M.H.; Afaq, F.; Ahmad, N. Prevention of ultraviolet-b radiation damage by resveratrol in mouse skin is mediated via modulation in survivin. *Photochemistry and photobiology* **2005**, *81*, 25-31.

128. Wu, Z.; Uchi, H.; Morino-Koga, S.; Shi, W.; Furue, M. Inibição do resveratrol

da proliferação de queratinócitos humanos via regulação negativa dependente de sirt1 / arnt / erk da aquaporina 3. *Jornal de ciência dermatológica* **2014**, *75*, 16-23.

129. Kowalczyk, M.C.; Kowalczyk, P.; Tolstykh, O.; Hanausek, M.; Walaszek, Z.; Slaga, T.J. Synergistic effects of combined phytochemicals and skin cancer prevention in sencar mice. *Investigação sobre a Prevenção do Cancro* **2010**, *3*, 170-178.

130. Osmond, GW; Agostinho, CK; Zipfel, PA; Padussis, J.; Tyler, DS Melhorar o tratamento do melanoma com resveratrol. *Jornal de Pesquisa Cirúrgica* **2012**, *172*, 109-115.

131. Yang, S.; Irani, K.; Heffron, S.E.; Jurnak, F.; Meyskens, F.L. Alterações na expressão da endonuclease-1 apurínica/apirimidínica/fator redox-1 (ape/ref- 1) no melanoma humano e identificação do potencial terapêutico do resveratrol como inibidor do ape/ref-1. *Molecular cancer therapeutics* **2005**, *4*, 1923-1935.

132. Bhattacharya, S.; Darjatmoko, S.R.; Polans, A.S. O resveratrol modula as propriedades malignas do melanoma cutâneo através de alterações na ativação e atenuação da proteína proto-oncogénica anti-apoptótica akt/pkb. *Melanoma research* **2011**, *21*, 180.

133. Moyano-Mendez, J.R.; Fabbrocini, G.; De Stefano, D.; Mazzella, C.; Mayol, L.; Scognamiglio, I.; Carnuccio, R.; Ayala, F.; La Rotonda, M.I.; De Rosa, G. Enhanced antioxidant effect of trans-resveratrol: Potencial de sistemas binários com polietilenoglicol e ciclodextrina. *Desenvolvimento de medicamentos e farmácia industrial* **2014**, *40*, 1300-1307.

134. Farris, P.; Yatskayer, M.; Chen, N.; Krol, Y.; Oresajo, C. Evaluation of efficacy and tolerance of a nighttime topical antioxidant containing resveratrol, baicalin, and vitamin e for treatment of mild to moderately photodamaged skin. *Jornal de medicamentos em dermatologia: JDD* **2014**, *13*, 1467-1472.

135. Tokuda, H.; Ohigashi, H.; Koshimizu, K.; Ito, Y. Efeitos inibitórios dos ácidos ursólico e oleanólico na promoção de tumores cutâneos por 12-o-tetradecanoilforbol-13-acetato. *Cancer letters* **1986**, *33*, 279-285.

136. Huang, M.-T.; Ho, C.-T.; Wang, Z.Y.; Ferraro, T.; Lou, Y.-R.; Stauber, K.; Ma, W.; Georgiadis, C.; Laskin, J.D.; Conney, A.H. Inhibition of skin tumorigenesis by rosemary and its constituents carnosol and ursolic acid. *Cancer research* **1994**, *54*, 701-708.

137. Es-Saady, D.; Simon, A.; Ollier, M.; Maurizis, J.; Chulia, A.; Delage, C. Inhibitory effect of ursolic acid on b16 proliferation through cell cycle arrest. *Cancer letters* **1996**, *106*, 193-197.

138. Harmand, P.-O.; Duval, R.; Liagre, B.; Jayat-Vignoles, C.; Beneytout, J.-L.; Delage, C.; Simon, A. O ácido ursólico induz a apoptose através da ativação da caspase-3 e da paragem do ciclo celular em células hacat. *Revista internacional de oncologia* **2003**, *23*, 105112.

139. Shishodia, S.; Majumdar, S.; Banerjee, S.; Aggarwal, B.B. O ácido ursólico inibe a ativação do fator nuclear-κb induzida por agentes carcinogénicos através da supressão da quinase iκbα e da fosforilação p65. *Cancer research* **2003**, *63*, 43754383.

140. Harmand, P.O.; Duval, R.; Delage, C.; Simon, A. O ácido ursólico induz a apoptose através da via intrínseca mitocondrial e da ativação da caspase-3 em células de melanoma m4beu. *Revista Internacional do Cancro* **2005**, *114*, 1-11.

141. Manu, K.; Kuttan, G. O ácido ursólico induz a apoptose através da ativação das expressões dos genes p53 e caspase-3 e da supressão da ativação de bcl-2 mediada por nf-κb em células de melanoma b16f-10. *International immunopharmacology* **2008**, *8*, 974-981.

142. Ramachandran, S.P., N. Rajendra

Pugalendi, K.V. Pugalendi

Menon, Venugopal P. Modulação do stress oxidativo induzido por UVB pelo ácido ursólico em linfócitos do sangue humano. *Asian Journal of Biochemistry* **2008**, *3*, 11-18.

143. Both, D.M.; Goodtzova, K.; Yarosh, D.B.; Brown, D.A. Liposome-encapsulated ursolic acid increases ceramides and collagen in human skin cells. *Archives of dermatological research* **2002**, *293*, 569-575.

144. Belman, S. Onion and garlic oils inhibit tumor promotion. *Carcinogenesis* **1983**, *4*, 1063-1065.

145. Athar, M.; Raza, H.; Bickers, D.R.; Mukhtar, H. Inibição da promoção de tumores mediada por peróxido de benzoílo em pele de ratinhos sencar iniciada por 7, 12-dimetilbenz (a) antraceno por antioxidantes ácido nordihidroguaiarético e sulfureto de dialilo. *Journal of investigative dermatology* **1990**, *94*, 162-165.

146. Dwivedi, C.; Rohlfs, S.; Jarvis, D.; Engineer, F.N. Chemoprevention of chemically induced skin tumor development by diallyl sulfide and diallyl disulfide. *Pharmaceutical research* **1992**, *9*, 1668-1670.

147. Singh, A.; Shukla, Y. Antitumor activity of diallyl sulfide in two-stage mouse skin model of carcinogenesis. *Biomedical and environmental sciences: BES* **1998**, *11*, 258-263.

148. Arora, A.; Siddiqui, I.A.; Shukla, Y. Modulação de p53 em tumores de pele induzidos por 7, 12- dimetilbenz [a] antraceno por sulfeto de dialilo em ratos albinos suíços.

Molecular Cancer Therapeutics **2004**, *3*, 1459-1466.

149. Arora, A.; Shukla, Y. Induction of apoptosis by diallyl sulfide in dmba- induced mouse skin tumors. *Nutrition and cancer* **2002**, *44*, 89-94.

150. Nigam, N.; Shukla, Y. Efeitos preventivos do sulfureto de dialilo nos danos de alquilação do ADN induzidos pelo 7, 12- dimetilbenz [a] antraceno na pele do rato. *Molecular nutrition & food research* **2007**, *51*, 1324-1328.

151. Arora, A.; Kalra, N.; Shukla, Y. Regulation of p21/ras protein expression by diallyl sulfide in dmba induced neoplastic changes in mouse skin. *Cancer letters* **2006**, *242*, 28-36.

152. Kalra, N.; Arora, A.; Shukla, Y. Involvement of multiple signaling pathways in diallyl sulfide mediated apoptosis in mouse skin tumors. *Asian Pacific Journal of Cancer Prevention* **2006**, *7*, 556.

153. Cherng, J.M.; Tsai, K.D.; Perng, D.S.; Wang, J.S.; Wei, C.C.; Lin, J.C. Diallyl sulfide protects against ultraviolet b-induced skin cancers in skh-1 hairless mouse: Análise dos primeiros eventos moleculares na carcinogénese. *Fotodermatologia, fotoimunologia e fotomedicina* **2011**, *27*, 138-146.

154. Shan, Y.; Wei, Z.; Tao, L.; Wang, S.; Zhang, F.; Shen, C.; Wu, H.; Liu, Z.; Zhu, P.; Wang, A. Profilaxia do dissulfeto de dialilo no modelo carcinogénico da pele através da estabilização nrf2 dependente de p21. *Relatórios científicos* **2016**, *6*, 35676.

155. Shrotriya, S.; Kundu, J.K.; Na, H.-K.; Surh, Y.-J. Diallyl trisulfide inhibits phorbol ester-induced tumor promotion, activation of ap-1, and expression of cox-2 in mouse

skin by blocking jnk and akt signaling. *Cancer research* **2010**, *70*, 1932-1940.

156. Zhou, C.; Mao, X.P.; Guo, Q.; Zeng, F.Q. A apoptose induzida por trissulfureto de dialilo em células de melanoma humano envolve a regulação negativa da expressão de bcl-2 e bcl-xl e a ativação de caspases. *Dermatologia clínica e experimental* **2009**, *34*.

157. Wang, H.-C.; Hsieh, S.-C.; Yang, J.-H.; Lin, S.-Y.; Sheen, L.-Y. O trissulfeto de dialilo induz a apoptose de células de carcinoma basocelular humano através do stress do retículo endoplasmático e da via mitocondrial. *Nutrição e cancro* **2012**, *64*, 770780.

158. Murai, M.; Inoue, T.; Suzuki-Karasaki, M.; Ochiai, T.; Ra, C.; Nishida, S.; Suzuki-Karasaki, Y. O trissulfeto de dialilo sensibiliza as células de melanoma humano para a morte celular induzida por rasto, promovendo a apoptose mediada pelo retículo endoplasmático. *Revista internacional de oncologia* **2012**, *41*, 2029-2037.

159. Wang, H.C.; Chu, Y.L.; Hsieh, S.C.; Sheen, L.Y. O trissulfeto de dialilo inibe a migração celular e a invasão de células de melanoma humano a375 através da inibição da via da quinase de adesão integrina/facal. *Toxicologia ambiental* **2017**, *32*, 2352-2359.

160. Elango, E.M.; Asita, H.; Nidhi, G.; Seema, P.; Banerji, A.; Kuriakose, M.A. Inhibition of cyclooxygenase-2 by diallyl sulfides (das) in hek 293t cells. *J Appl Genet* **2004**, *45*, 469-471.

161. Wang, H.C.; Yang, J.-H.; Hsieh, S.-C.; Sheen, L.-Y. Os sulfetos de alilo inibem o crescimento celular de células de cancro da pele através da indução de danos no ADN mediados por paragem g2/m e apoptose. *Jornal de química agrícola e alimentar* **2010**, *58*, 7096-7103.

162. Aggarwal, B.B.; Ichikawa, H. Molecular targets and anticancer potential of indole-3-carbinol and its derivatives. *Cell cycle* **2005**, *4*, 1201-1215.

163. Safe, S.; Papineni, S.; Chintharlapalli, S. Quimioterapia do cancro com indol-3-carbinol, bis (3'-indolil) metano e análogos sintéticos. *Cancer letters* **2008**, *269*, 326-338.

164. Weng, J.-R.; Tsai, C.-H.; Kulp, S.K.; Wang, D.; Lin, C.-H.; Yang, H.-C.; Ma, Y.; Sargeant, A.; Chiu, C.-F.; Tsai, M.-H. Um potente agente antitumoral derivado do indol-3-carbinol com efeitos pleiotrópicos em múltiplas vias de sinalização em células de cancro da próstata. *Investigação sobre o cancro* **2007**, *67*, 7815-7824.

165. Kim, D.-S.; Jeong, Y.-M.; Moon, S.-I.; Kim, S.-Y.; Kwon, S.-B.; Park, E.-S.; Youn, S.-W.; Park, K.-C. Indole-3-carbinol aumenta a apoptose induzida por ultravioleta b sensibilizando células de melanoma humano. *Cellular and Molecular Life Sciences CMLS* **2006**, *63*, 2661-2668.

166. Kim, S.-Y.; Kim, D.-S.; Jeong, Y.-M.; Moon, S.-I.; Kwon, S.-B.; Park, K.-C. Indole-3-carbinol e ultravioleta b induzem a apoptose de células de melanoma humano através da regulação negativa de mitf. *Die Pharmazie-An International Journal of Pharmaceutical Sciences* **2011**, *66*, 982-987.

167. Aronchik, I.; Kundu, A.; Quirit, J.G.; Firestone, G.L. A resposta antiproliferativa do indol-3-carbinol em células de melanoma humano é desencadeada por uma interação com nedd4-1 e interrupção da degradação de pten do tipo selvagem. *Investigação Molecular do Cancro* **2014**, *12*, 1621-1634.

168. Christensen, J.G.; LeBlanc, G.A. Reversal of multidrug resistance in vivo by dietary administration of the phytochemical indole-3-carbinol. *Cancer research* **1996**, *56*, 574-581.

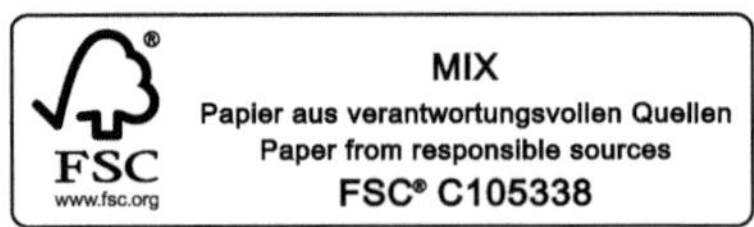

Printed by Books on Demand GmbH, Norderstedt / Germany